Crosslink basic
リハビリテーションテキスト

心理学・臨床心理学
Psychology and Clinical psychology

編集 中川明仁
四條畷学園短期大学 ライフデザイン総合学科 准教授

江越正次朗
広島都市学園大学 健康科学部 リハビリテーション学科 講師

長谷川 裕
新潟リハビリテーション大学 医療学部 リハビリテーション学科 講師

髙橋圭三
日本歯科大学 新潟生命歯学部 耳鼻咽喉科学 講師

MEDICAL VIEW

Crosslink Basic Textbook : Psychology and Clinical psychology
(ISBN 978-4-7583-2266-9 C3347)

Editors: NAKAGAWA Akinori
       EGOSHI Shojiro
       HASEGAWA Yutaka
       TAKAHASHI Keizo

2024.10. 1   1st ed

©MEDICAL VIEW, 2024
Printed and Bound in Japan

Medical View Co., Ltd.
2-30 Ichigayahonmuracho, Shinjyukuku, Tokyo, 162-0845, Japan
E-mail ed@medicalview.co.jp

編集の序

　本書はリハビリテーション職を目指す学生のための「心理学」，「臨床心理学」の教科書である。リハビリテーションの領域において「心理学」，「臨床心理学」の学びがなぜ必要なのであろうか。その大きな理由のひとつが，理学療法士であれ，作業療法士であれ，言語聴覚士であれ，リハビリテーションの対象となるのが人間だからということである。心理学の知識は深い人間理解のために有用である。目の前の対象者が「なぜ，そのように行動するのか，そのように考えるのか」という行動や思考の仕組みの理解，また，どのように対象者と関わればリハビリテーションの遂行，継続につなげられるのか，というセラピストとしての心構えの理解のために「心理学」や「臨床心理学」の学びは非常に多くの視点を提供してくれる。

　本書は第1章では「心理学」，第2章では「臨床心理学」の内容について解説している。「心理学」の章では，人間の感覚や知覚，認知の仕組み，学習や記憶のメカニズム，言語や思考，概念，パーソナリティについて解説している。目の前にいる対象者の行動原理や特性を理解することは，リハビリテーションの計画立案の段階において，その対象者に合わせたプログラムを提案することにも寄与するだろう。「臨床心理学」の章では，精神的な障害，発達・知的な障害等について概説し，それらの障害の心理的なアセスメントの方法，さらに心理的な介入の在り方について解説している。リハビリテーションの場面においては，身体的側面のみならず精神的な側面に問題を抱えている対象者と関わる機会も多い。そのような対象者と対面したとき，リハビリテーション職として心理的な側面からも対象者を理解するうえで本書の詳細な解説が役に立つものと信じている。

　本書での学びを通して，リハビリテーション対象者への深い人間理解につながることを願っている。

2024年8月

編集を代表して
中川明仁

執筆者一覧

編 集

中川明仁	四條畷学園短期大学 ライフデザイン総合学科 准教授
江越正次朗	広島都市学園大学 健康科学部 リハビリテーション学科 講師
長谷川 裕	新潟リハビリテーション大学 医療学部 リハビリテーション学科 講師
髙橋圭三	日本歯科大学 新潟生命歯学部 耳鼻咽喉科学 講師

執筆者（掲載順）

中川明仁	四條畷学園短期大学 ライフデザイン総合学科 准教授
木村年晶	京都橘大学 総合心理学部 総合心理学科
上北朋子	京都橘大学 総合心理学部 総合心理学科 教授
坂本敏郎	京都橘大学 総合心理学部 総合心理学科 教授
中川由理	高崎商科大学 商学部 経営学科 講師
奈田哲也	盛岡大学 文学部 児童教育学科 准教授
加藤真由美	新潟リハビリテーション大学 医療学部 リハビリテーション学科 心理学専攻
大矢 薫	新潟リハビリテーション大学 医療学部 リハビリテーション学科 心理学専攻 准教授
青木 剛	南山大学 人文学部 心理人間学科 講師
馬場天信	追手門学院大学 心理学部 心理学科 教授
姜 静愛	新潟リハビリテーション大学 医療学部 リハビリテーション学科 心理学専攻

企画協力

中山恭秀	東京慈恵会医科大学 医学部医学科 リハビリテーション医学講座 准教授 / 技師長

目 次

第1章 心理学

1 心理学とはどのような学問か ………………………… 中川明仁 2
- **1** 心理学とは ………………………… 2
- **2** 心理学の歴史 ………………………… 3
- **3** 心理学の研究法 ………………………… 6
  - ●まとめ ………………………… 8

2 感覚・知覚・認知 ………………………… 木村年晶 9
- **1** 感覚 ………………………… 9
- **2** 知覚 ………………………… 12
- **3** 認知 ………………………… 17
  - ●まとめ ………………………… 19

3 学習と記憶 ………………………… 上北朋子 20
- **1** 古典的条件づけ ………………………… 20
- **2** オペラント条件づけ ………………………… 22
- **3** 記憶のプロセス ………………………… 24
- **4** 記憶の区分 ………………………… 26
  - ●まとめ ………………………… 28

4 言語・概念・思考 ………………………… 坂本敏郎 29
- **1** 非言語的・前言語的コミュニケーション ………………………… 29
- **2** 言語の障害 ………………………… 31
- **3** 概念と知識 ………………………… 33
- **4** 思考と問題解決 ………………………… 34
  - ●まとめ ………………………… 36

5 心理測定法 ………………………… 中川由理 38
- **1** 心理物理学的測定法（物理的指標のデータの取り方） ………………………… 38
- **2** テスト理論（心理的指標のデータの取り方） ………………………… 41

3 データ解析法（データ収集後の処理の仕方）·················· 45

●まとめ ·················· 50

6 発達・パーソナリティ ·················· 奈田哲也 51

1 発達とは ·················· 51

2 発達の諸理論 ·················· 53

3 新生児・乳児の発達 ·················· 56

4 幼児期の社会性の発達 ·················· 58

5 青年期，成人期におけるヒトの発達 ·················· 59

6 高齢者の発達 ·················· 62

7 類型論と特性論 ·················· 64

●まとめ ·················· 67

第2章 臨床心理学

1 臨床心理学とはどのような学問か ·················· 加藤真由美 70

1 臨床心理学の歴史 ·················· 70

2 リハビリテーション職が臨床心理学を学ぶ意義 ·················· 73

3 臨床心理学における倫理の問題 ·················· 74

4 臨床心理学における多職種連携 ·················· 76

5 公認心理師の役割 ·················· 78

●まとめ ·················· 79

2 異常心理 ·················· 大矢 薫 80

1 防衛機制 ·················· 80

2 気分障害 ·················· 83

3 知的障害 ·················· 87

4 発達障害 ·················· 90

5 神経認知障害 ·················· 94

6 パーソナリティ障害 ·················· 97

●まとめ ·················· 102

目次

3 臨床心理学的アセスメント ································· 青木　剛　103

1 発達検査 ·· 103

2 知能検査 ·· 106

3 パーソナリティ検査 ·· 110

4 面接法 ·· 116

5 行動観察 ·· 119

　●まとめ ··· 121

4 心理療法 ································· 馬場天信，姜　静愛　122

1 クライエント中心療法 ·· 122

2 精神分析療法 ·· 125

3 遊戯療法 ·· 130

4 認知療法 ·· 133

5 行動療法 ·· 134

6 認知行動療法 ·· 136

7 応用行動分析 ·· 138

8 集団療法 ·· 143

9 家族療法 ·· 146

　●まとめ ··· 150

索引 ·· 151

vii

第 **1** 章

心理学

1章 心理学

1 心理学とはどのような学問か

1 心理学とは

- 心理学は社会科学に含まれる学問領域であり，科学である。
- 直接観察可能な行動や感情等の直接観察が困難な現象も研究対象とする。

心理学に対するイメージ

　リハビリテーション職を目指す皆さんは「心理学」という学問に対してどのようなイメージをもっているだろうか？「血液型によって性格は変わる」，「心理学を学べば人の心を読むことができる」，「心理学＝カウンセリング」など，それぞれ「心理学」に対するイメージをもっているだろう。実際，心理学を仕事にしていることを話すと，かなり多くの割合で「私の心が読めるのですか？」と質問される。一時期，テレビでも心理学に関連した番組が盛んに放映されていた。マスメディアによって流された情報により心理学に対するイメージが形成されてきた部分もあるだろう。心理学を学ぶことで人の心を読むことができるようになるのであれば，もっと多くの人が心理学を学びたいと思うのではないだろうか。しかし，学問としての心理学は人の心を読む術の習得を目指すわけではない。

　心理学を英語表現すると，psychologyとなる。psychologyという単語は「psycho」と「logy」に分解できる。psychoはギリシャ語のプシュケ（psyche＝心），logyはロゴス（logos＝学問）に由来する。つまり，心理学は「心の学問」を意味するわけである。「心の学問」というと非常に広範囲で漠然とした表現であるため，そもそも心の存在とは一体何であるかを考えなければならない。

科学としての心理学

　「心の学問」である心理学は学問体系のなかでは社会科学に属する学問である。つまり，心理学は科学である。科学であるための条件は客観性や公共性，また再現性が担保されていることである。心理学は科学的根拠をもって人間の行動傾向や特性を検証することを目指す。血液型性格診断を例に考えてみよう。血液型について「A型の人は真面目で几帳面である」，「O型の人は大雑把でいい加減である」などの分析を見聞きしたことがあるだろう（図1）。このような分析に科学的根拠はあるのか？という視点をもつことが重要である。例えば，「私の周りにいるA型の人はみんな真面目だからA型の人はみんな真

図1　血液型による性格診断の例

A型
・真面目　・控えめ
・慎重　・計画的

O型
・大ざっぱ　・社交的
・気さく　・ポジティブ

面目に違いない」と言う人がいたとする。しかし，この発言には科学的根拠はない。それは，その人からは主観的に真面目に見えたとしても，別の人が同じ人物を見たら真面目と評価するとは限らないからである。つまり，先の発言は客観性に欠けた発言といえる。「A型の人は真面目で几帳面である」ことを科学的に証明するということは，誰が見てもその人物が真面目であることを客観的なデータをもって示す必要がある。これまでの心理学の研究でも血液型と性格には関連がないことが実証されている[1]。

学問としての心理学

「心の学問」である心理学が研究対象とするのは，直接的に観察可能な行動に加え，直接的には観察することが困難な心的現象も含まれる。特に，直接的に観察することが難しい心的現象を研究対象とする場合，その現象を可視化する必要がある。例えば，人間の感情の1つである「不安」を対象とした心理学的な研究を行うとする。「不安」という感情を可視化するためにはどのような方法が考えられるだろうか。不安状態が高まって心臓がどきどきする経験をしたことがある人は多いと思うが，この「心臓のどきどき」を心拍計を用いて計測することにより，生理学的な側面から不安の程度を数値化することができる。また，不安状態を測定するための質問に回答することで主観的な側面から不安の強さを測ることができる（図2）。

図2 「不安」の可視化

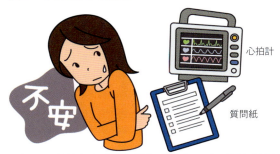

心拍計で心拍数を測ったり，質問に回答することで「不安」を可視化する。

2 心理学の歴史

- 現代心理学の科学的な礎となるのは精神物理学である。
- 心理学は19世紀に誕生し，その後，心理学の三大潮流，第三の心理学の出現に至る。

心理学の誕生以前

古代ギリシャ時代から，多くの哲学者によって「心」に関心が向けられてきた。Plato（プラトン）は心（霊魂）と身体（肉体）は別のものであり，肉体が滅びても霊魂は不滅であると考えた。また，Aristoteles（アリストテレス）は『霊魂論』というプシュケについての論文を執筆し，心は生物が備えている身体的な機能であると唱えた。17世紀に入ると，フランスの哲学者のDescartes（デカルト）は心身二元論を唱えた。心身二元論では，心と身体は別のものであるととらえ，身体は機械のようなものあると考え，身体は脳の支配により機械的に動くものであると唱えた。一方，心は理性に基づくと考えられ，身体と心は大脳の松果体で交わっているとした。理性をもつのが人間であり，それは生得的なことであると考え，生得説を主張した。また，イギリスの哲学者Locke（ロック）は，人間は白紙の状態で生まれ，心もまた最初は白紙の状態であり，その白紙に

用語解説 プシュケ もともと「息」を意味する言葉であったが，その後「心」や「魂」という概念を含むようになった。

経験を蓄積してくとする経験説を唱えた。

精神物理学

　現代の科学的な心理学の礎となっているのは，ドイツの生理学者・解剖学者Weber（ウェーバー）による重量などの感覚刺激に関する実験的研究である。ウェーバーは重量弁別に関する実験を行い，**ウェーバーの法則**を提唱した。実験の内容はまず，重さ100gの分銅を手の平に乗せ，そこに1gずつ分銅の重量を追加していく。そして，110gになったときに初めて「100gより重い」と重さを弁別できたとする。これは100gと101gの重さの違いは弁別できないが，100gと110gの重さの違いは弁別できるということであり，この場合，弁別閾が10gということになる。ウェーバーの法則では刺激（実験例では重さ）の強度が強くなるほど，弁別閾も高くなることを示しており，重さ500gの分銅において弁別できる重さの違いは550gとなる。つまり，ウェーバーの法則とは，弁別できる重さの比が一定となることを示した法則である。また，ウェーバーの弟子であるFechner（フェヒナー）はウェーバーの法則をさらに発展させ，人間の感覚量は，受ける刺激強度の対数に比例するという**ウェーバー・フェヒナーの法則**を提唱した。

構成主義心理学

　Wundt（ヴント）は1879年にライプツィヒ大学に心理学実験室を開設し，その年をもって現代心理学が創始されたと心理学史上に位置付けられている。ヴントは心理学を「直接経験の学＝意識的経験の学」と定義し，心理学の研究を進めるうえで，自然科学の方法論を取り入れた。具体的には，実験的に統制された刺激を実験対象者に与え，そのときに実験対象者のなかで生じた意識的経験を自ら観察して報告させる**内観法**を導入した。意識は単純感情と純粋感覚の2つの要素から構成され，それらを組み合わせることで意識を説明できると考えた。この立場は**構成主義**とよばれる。

行動主義心理学

　Watson（ワトソン）はヴントの提唱した構成主義に対して批判的な立場をとった。その理由は，構成主義が意識という客観的に観察することができない現象を心理学の研究対象としていたためである。ワトソンは客観的に観察可能な行動を研究対象とすべきであるとの立場から**行動主義**を提唱した。ワトソンの行動主義では刺激（S）と反応（R）の関連を定量化することを目指し，すべての行動はS-Rの関係で説明できるとした。ワトソンの行った実験の1つに，Albert（アルバート）坊やの恐怖条件づけ実験がある。生後11カ月のアルバートの前に白ネズミを呈示し，それに手を伸ばそうとすると，背後で大きな音を立てるという実験である。大きな音に驚いたアルバートは恐怖反応を示す。この手続きを繰り返していると，アルバートは白ネズミを見ただけで恐怖反応を示すようになる。さらには，白ネズミだけではなく，白くてフワフワしたもの全般に対して，同様の恐怖反応を示すようになったのである。

精神分析学

　オーストリアの精神科医であるFreud（フロイト）は，心理療法の1つである精神分析学を創始した。精神分析のなかで重要視されるのが**無意識**という概念である。フロイトはワトソンとは異なる観点からヴントの構成主義に異論を唱えた。構成主義では意識のみを心理学の研究対象しているのに対して，フロイトは人間の心は意識に加えて，無意識，その中間に存在する**前意識**から構成されると考えた。精神科医として神経症の治療に当たるなかで，目に見えている症状（歩くことができないなど）の原因として，無意識に抑圧され

＊S：stimulus　＊R：response

た記憶や思考がかかわっているととらえた。無意識に抑圧された不快な記憶や思考を催眠療法により意識化し，目に見えている症状が消失することを目の当たりにした。このような臨床経験からフロイトは，無意識の世界を理解することが人間理解を深めることにもなると考えた。

ゲシュタルト心理学

ゲシュタルト（gestalt）とは「形態」を意味する言葉である。ヴントが要素や部分を重視したのに対して，Wertheimer（ウェルトハイマー）らは全体の構造こそが重要であると主張した。対象物を知覚するとき，構成要素となる複数の部分の集合体としてとらえるのではなく，まとまりのある全体としてとらえているとした。例えば，ハンバーグを食べるときに「ハンバーグはひき肉に，玉ねぎ，卵，パン粉，塩コショウで構成されている」と材料に分解してとらえるのが構成主義の立場であるのに対して，ゲシュタルト心理学では「それぞれの材料がまとまってハンバーグができている（形態）。材料をバラバラにする（要素）とハンバーグではなくなる」ととらえる。ゲシュタルト心理学はその後，認知心理学や社会心理学，臨床心理学など，さまざまな領域に大きな影響を与えた。

人間性心理学

ワトソンの行動主義が普及していたアメリカでは1950年代後半に入ると，新たな心理学の動きが起こった。第3の心理学とよばれる**人間性心理学**の登場である（図3）。人間性心理学はRogers（ロジャーズ）やMaslow（マズロー）が中心となって広められた。マズローはフロイトが創始した精神分析を第1の心理学，ワトソンが創始した行動主義を第2の心理学と位置付けた。第3の心理学である人間性心理学は無意識の影響力の強さを強調し，意識の扱いを軽視する精神分析に反対する立場をとった。また，機械的に人間の行動を説明する行動主義に対しても，人間の一側面しかとらえられていないと反対の立場をとった。さらに，心理学の理論では人間の病理的で異常な側面がクローズアップされることが多いのに対し，人間性心理学では人間のポジティブな側面にも光を当てているのが特徴である。マズローは，人間が生得的に有している潜在能力を発揮しようとする傾向である自己実現を重視し，人間の欲求階層（マズローの欲求5段階説）において自己実現欲求が最上位に位置付けられるとした。

図3　心理学の歴史

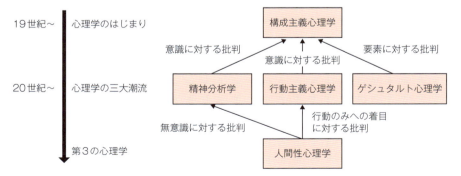

3 心理学の研究法

- 心理現象を科学的に検証するため，実験法，調査法，観察法，面接法の研究法がある。
- 各研究法は万全ではなく，それぞれに長短がある。それらを理解したうえで適用する。

実験法

独立変数（原因となる変数）と**従属変数**（結果となる変数）を設定し，独立変数を操作したときに従属変数がどのように変化するのかを検証することが実験法の目的となる。つまり，実験法では独立変数と従属変数の因果関係を明らかにすることを目指している。実験計画の立案においては，明確な因果関係の立証のためにいくつかの手順を踏む必要がある。独立変数と従属変数の厳密な設定のほか，実験群と統制群の設定，剰余変数のコントロール，実験参加者の無作為化などである。実験群は実験を実施するに当たり，何らかの操作を加える群，統制群は何も操作を加えない群を意味する。また，剰余変数とは交絡変数ともよばれ，独立変数以外の従属変数に影響を及ぼす変数のことである。無作為化とは，実験条件（実験群または統制群）への実験参加者の割り当てを，ある特徴（年齢や性別など）をもった実験参加者に集中させない手続きを指す。

例えば，新しく商品開発されたダイエットクッキーの減量効果を調べる実験を行うとする（図4）。そのときの独立変数はクッキーの種類（ダイエットクッキーか通常のクッキー）となり，従属変数は1カ月後の体重となる。また，実験群はダイエットクッキーを1カ月食べてもらうグループ，統制群は通常のクッキーを食べてもらうグループとなる。剰余変数は普段の活動量などが考えられる。

調査法（質問紙法）

心理学の研究では，さまざまなアンケート調査を行うことも多い。性格や態度，意識，行動をアンケート項目として作成し，調査協力者に回答を求め，おおよその傾向を把握する。実験法では因果関係を明らかにすることができる一方で，調査法では因果関係までの言及は困難であり，相関関係の言及にとどまる。アンケートによる調査項目の作成においては，第一に何を測定したいのかを明確にしておくことが重要である。そのうえで項目の候補を準備し収集する。質問項目が決定すればその**信頼性**と**妥当性**を確認しておくことも重要である。

信頼性とは項目の安定性であり，妥当性は項目の正確さを意味する。同じ条件で同じ対象者に調査を実施しているにもかかわらず，その都度結果が安定しないということになると，その質問紙の信頼性は低いことになる。また，測定したい変数を測定できていることが妥当性である。例えば，ある対象の抑うつ傾向を測定したいのに，項目の内容が不安を測定するような内容である

図4 実験法の手順

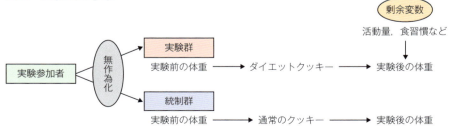

とき，それは妥当性が低いということになる。

観察法

　観察とは「観て察する」行為であり，何気ない
しぐさや行動から人間理解を深めることを意味
する。心理学研究における観察法の歴史は古く，
Tiedemannが1787年にわが子を観察し日誌に記
録したことがはじまりである。アメリカにおい
て行動主義が台頭するにつれ，心理学研究にお
ける観察法の位置付けも重視されるようになっ
てきた。観察法には観察者が観察場面をどの程
度操作するのかという観点から，自然観察と実
験的観察に分けられる。自然観察は自然な状況
下で自発的な行動を記録し，観察者は行動への
干渉や操作をしない。実験的観察は観察者があ
る程度環境を操作し，環境の枠組みを設定した
うえで，そのなかで起こる行動の生起頻度を記
録する。また，観察者と観察対象者の関係性の
観点から，参加観察と非参加観察に分けられる。
非参加観察は，例えばマジックミラー越しに観
察し，観察者による観察対象者への影響力を極
力少なくする。参加観察は観察者が観察対象と
なる集団のなかに入って，集団の構成員のふり
をしながら，あるいは集団のなかで観察者の役
割に徹しながら，対象を観察する方法である。

　観察法における代表的な記録方法に時間見本法，
事象見本法，場面見本法がある。時間見本法は，
観察時間を一定の時間間隔（時間単位）で区切り，
各時間単位における行動生起の有無や持続時間
を記録する。事象見本法は特定のターゲット行
動を定め，その行動がどのようなきっかけで起
こり，行動生起後にどのような経過をたどるのか，
観察時の文脈のなかで観察する方法である。場
面見本法は対象とする行動が繰り返し生起しそ
うな代表的場面や日常生活のなかで意味のある
場面を選択し，そこでみられた行動を記録する
方法である。

面接法

　心理学の研究法としての面接法は，面接での
質問の仕方によって3種類に分けられる。まず，
構造化面接であるが，これは質問の順番や内容
をあらかじめ決めておき，研究対象となる者に
対して，決められたとおりに面接を進める方法
である。次に半構造化面接であるが，質問の内
容を事前に大まかには決めておくが，面接の文
脈のなかで面接者が柔軟に質問を変えることも
ある方法である。最後に非構造化面接であるが，
事前に質問の順番や内容は設定せず，調査協力
者に自由に回答させる面接法である。3種類の
面接法のなかでは最も自由度が高い面接法である。
面接法を実施するに当たって，より質の高いデー
タを収集するうえで面接者と調査協力者との間
でのラポール（信頼関係）を形成しておくことが
重要であり，面接者には調査協力者が話をしや
すい雰囲気を作り出すことも求められる。

　本項目で紹介した4つの研究法について表1
にまとめた。

表1　各研究法の長所と短所

研究法	長所	短所
実験法	・因果関係の推定が可能 ・結果の再現性が高い	・人工的な環境で示された結果の一般化が困難 ・実験内容によっては倫理的な問題が生じ得る
調査法 （質問紙法）	・個人の内面を幅広くとらえられる ・多人数に同時に実施が可能	・個人の内面を深くとらえることが困難 ・回答の偽りや拒否が発生しやすい
観察法	・対象者への拘束や制約が比較的少ない ・言語的理解が十分ではない乳幼児も対象とすることができる	・観察結果の解釈に観察者の主観が入りやすい ・標的行動の生起を待たなければならない
面接法	・対象者の個別性の高い情報を収集できる ・対象者への理解が深まる	・データの収集に時間や手間がかかる ・面接者が熟練していないと回答を誘導することがある

まとめ

- 心理学が科学として成立するための要件について説明せよ（☞p.2）。 試験
- 「不安」という感情を可視化するためには，例えばどのような方法が考えられるか説明せよ（☞p.3）。 試験
- デカルトの心身二元論について説明せよ（☞p.3）。 試験
- 行動主義心理学は構成主義心理学のどのような点を批判したのか説明せよ（☞p.4）。 試験
- 精神分析学は構成主義心理学のどのような点を批判したのか説明せよ（☞p.4）。 試験
- 心理学の実験における独立変数と従属変数とは何か説明せよ（☞p.6）。 試験
- 心理学の調査において調査項目の信頼性と妥当性とは何か説明せよ（☞p.6）。 試験
- 心理学の観察法の記録法で，時間見本法とはどのような記録の方法か説明せよ（☞p.7）。 試験

【引用文献】
1）縄田健悟：血液型と性格の無関連性 ―日本と米国の大規模社会調査を用いた実証的論拠―, 心理学研究, 85（2）: 148-156, 2014.

1章 心理学

2 感覚・知覚・認知

1 感覚

- 感覚器官はそれぞれ，外界の適刺激を受け取ることができる。
- 弁別閾は，刺激強度の差ではなく比率によって決まる。
- 暗順応の成立は明順応よりも時間がかかる。

日常生活と感覚

われわれは日々外界のさまざまなものを感じながら生活している。ときに音楽を聴き，映画を観て，おいしいものを味わう。そのような経験は多くの人にとって心を豊かにしてくれるだろう。一方で，パンを焼きすぎて焦げた臭いに顔をしかめることもあるかもしれない。頭にきて，皿を割ったら破片で指を切り，痛い思いをすることもあるだろう。これらの失敗経験は，心を豊かにするものではないかもしれないが，われわれに重要な教訓をもたらしてくれる。いずれにしても，われわれの経験の元をたどれば，その多くが外界からの物理的刺激に依存しており，それらの情報は主に目，耳，鼻，皮膚，舌の5つの感覚器官からもたらされている。

外界からのさまざまな物理的刺激を受け取る器官を**感覚器官**といい，各器官が受け取ることができる刺激のことを**適刺激**という。例えば光は目で，音は耳で，においは鼻で，味は舌で，温度や触感は皮膚で感じることができるため，これらの物理的刺激はそれぞれの感覚器官に対する適刺激ということになる。一方，耳で見ることはできないので，光刺激は耳に対して**不適刺激**ということになる。**感覚**とは，感覚器官に入力された適刺激から得られる直接的な体験のことであり，感覚の種類のことを**感覚モダリティ**

という。視覚，聴覚，嗅覚，触覚，味覚の五感以外にも，運動，平衡，内臓感覚に分けることができる。五感に対する感覚器官，適刺激の関係を**表1**にまとめた。

表1　五感に対する感覚器官・適刺激

感覚モダリティ	感覚器官	適刺激
視覚	目	光
聴覚	耳	音
嗅覚	鼻	におい
味覚	舌	味
触覚	皮膚	圧力・温度・痛み

補足

感覚遮断実験
　感覚を遮断したらわれわれの心には，いったいどのような影響が現れるのだろうか。この疑問に対する答えは，感覚遮断実験とよばれる一連の研究にある。例えば，Heronによる実験[1]では，参加者に目隠しを行い，耳栓を装着させ，手を筒で覆うなどして，外部からの刺激を可能な限り減じた状態でベッドに横になってもらった。その結果，幻覚を見るなど正常な意識状態を保つことができなくなり，大半の者は2～3日しか耐えられなかった。この実験結果は，われわれが生命活動において食事を必要としているのと同様に，心理的活動において外界からの物理的刺激が不可欠であることを示している。

感覚強度の測定

それぞれの感覚には，「見える」や「聞こえる」などの固有の体験を伴うが，共通するものとして**強度**がある。小さな音刺激よりも大きな音刺激の方が聞こえやすいといったように，刺激は

大きいほど強く感じる。では，われわれはどのくらいまで弱い（または小さい）刺激を感じ取ることができるのだろうか。あるいは，どの程度の違いで2つの刺激の差異を判別することができるのだろうか。これらの問題は，刺激の強度（例：音の大きさ）と人間の心理的な反応（例：どのくらい大きく聞こえるか）の関係を調べる精神物理学のなかで明らかにされてきた。

　感覚を生じさせる最小の刺激強度のことを**絶対閾**（absolute threshold）という。一般的には，段階的に刺激強度（例：音刺激）を変化させ，刺激が存在するかどうかを尋ね，50％の確率で検出（「聞こえた」と回答）できる刺激強度を絶対閾としている。また，2つの刺激を見分けることのできる最小の刺激の強度差を**弁別閾**（difference threshold）または**丁度可知差異**（JND）という。重さの弁別閾を測定するなら，基準となる重さ（標準刺激）に対して複数の比較刺激を設け，標準刺激と比較刺激を交互に手に持つ。弁別閾の判定には通常，2つ刺激の重さが異なると50％の確率で回答できる最小の差異として求められる。

　ドイツの生理学者であるErnst Heinrich Weberは，弁別閾は刺激強度の差ではなく，比率によって決まることを明らかにした。また，Gustav Theodor Fechnerは感覚と刺激強度の関係が対数関係で表されることを示し，数学的に定式化した。現在では2人の名を合わせてウェーバー・フェヒナーの法則とよばれている。

　ウェーバーの法則は次のような公式で表される。

$$\frac{比較刺激}{標準刺激} = 一定の比率$$

　この比率は感覚モダリティごとに異なっており，重さのウェーバー比は2％であることがわかっている。例えば，100gの標準刺激に対しては，102gの比較刺激の時に弁別が可能ということになる（弁別閾は2g）。また，標準刺激を200gと

いうように重くすると，弁別するために必要な比較刺激は204g（弁別閾は4g）ということになり，標準刺激が重くなると弁別するために必要な弁別閾は増加する。

　標準刺激と比較刺激の関係は，直感的にもわかりやすい。日常生活の例でいえば，大学の食堂で200円のうどん（標準刺激）が次の日に400円（比較刺激）になっていたとするとあなたはそのうどんを食べるだろうか。同じように，あなたは高級ブランドバッグを買いに行き，前日に下見に行ったときには10万円（標準刺激）だったものが，当日は10万200円（比較刺激）になっていたとする。あなたはこのバッグを買わないだろうか。この2つは同じ200円という差ではあるが，われわれに異なる感覚を与えるだろう。つまり，前者の差は顕著に感じるが，後者の差はそれほど感じないということになる。このように，基準となる強度（標準刺激）が大きくなれば，変化に対する感度が下がってしまう。

視覚

　視覚の受容器は目であり，視細胞の数は片目だけで1億個以上ある。聴細胞が片耳で2万個程

実践!!

臨床に役立つアドバイス

　音の強さを示す単位にdB（デシベル）がある。健康な人の聴力でやっと聞こえるのが0dB程度，最も大きな音で120dBまでが聞こえる範囲といわれている。

　この音の強さは，Pa（パスカル）という天気の気圧で使われる圧力の単位でも表すことができ，音圧とよばれる。0dBは0.00002Pa，120dBは20Paであり，人間の耳は100万倍異なる圧力を聞くことができる。しかし，Pa表記では桁が多く非常にわかりづらいため，0.00002Paを0dBと定め，0.00002Paの圧力の10倍，100倍，1000倍・・・を20dBの1倍，2倍，3倍・・・（20dB，40dB，60dB・・・）と設定し，わかりやすい数値に変換している。この人間の感覚が対数関係で表されるというFechner（フェヒナー）の法則やStevens（スティーヴンス）のべき法則を参考に設定されているのである。

---

*JND：just noticeable difference

度であるのと比べると，人間がいかに視覚に依存しながら生活しているのかがよくわかる。

視覚にとっての適刺激は**光**である。目でとらえられた光は，角膜，眼房水，瞳孔，水晶体，硝子体を通って網膜上の解像度が高い中心窩に集められ，画像が形成される（**図1**）。その際，光の流入量は瞳孔で調節され，角膜と水晶体が光を屈折させて焦点を合わせる役割を果たしている。水晶体は物体の距離に合わせて，その形を変える。遠くにある物体に焦点を合わせるときはより平たくなり，近くにある物体に焦点を合わせるときはより丸くなる。なお，網膜上の画像が反転しているのは，水晶体が両凸レンズの形のためである。

暗順応と明順応

網膜は薄い層でできており，そこには細長い棒状の桿体細胞と錘形の錐体細胞が存在している。桿体細胞と錐体細胞はそれぞれ異なる役割をもっている。桿体細胞は感度が高く，光量が少ない夜間で作用するが，色を感じることはできない。これに対して錐体細胞は光量が多い昼間の環境で作用する。桿体細胞と比べて感度が低いものの，色を感じることができる。この2つの視細胞の働きについて，**暗順応**と**明順応**をもとに解説する。暗順応とは，明るいところから暗いところに目が慣れる現象をいう。暗順応が生じる際，錐体細胞が機能しなくなるため，一時的に何も見えなくなる。その後，桿体細胞が機能し始めるものの，その速度は徐々に進行するため，暗順応が完全に成立するためには20〜30分程度かかるとされている。反対に明順応とは，暗いところから明るいところに目が慣れる現象をいう。明順応が生じる際，桿体細胞が機能しなくなるため，一時的に何も見えなくなる。しかし，錐体細胞が素早く機能し始めるため，明順応は数分程度で成立するとされている。

色を見る仕組み

誰かが「筆箱は赤色だ」と言ったとする。これは色を見るメカニズムの観点からいうと必ずしも正確とはいえない。実際には筆箱自体が赤いわけではなく，筆箱の表面に反射した光がわれわれの目に赤色としてとらえられているにすぎない。

視覚にとっての適刺激である光は，より厳密にいうなら，γ線からラジオ波までの光エネルギー（電磁波）のうちの380〜780 nm（1 nmは1 mの10億分の1）までの波長のことであり，この波長帯を**可視光線**として感じることができる（**図2**）。

可視光線は網膜の錐体細胞で受容され，波長ごとに異なる3種類の錐体細胞で処理されるこ

図1　目の断面図と光の流入

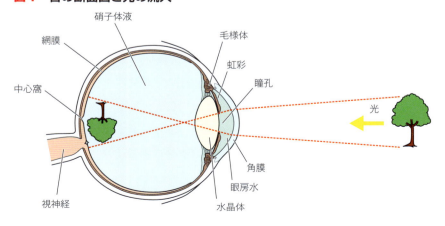

図2　電磁波（光エネルギー）と可視光線

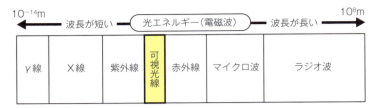

図3　可視光線と錐体細胞の反応範囲

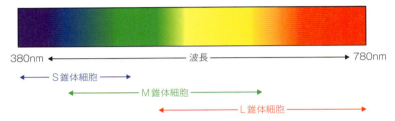

とで色覚が生じる。図3に可視光線に対するこれらの錐体細胞の反応範囲を示した。L錐体細胞は，長い光の波長の650〜780nmを中心とする赤系統の光に反応する。M錐体細胞は，中程度の光の波長の500〜570nmを中心とする緑系統の光に反応する。S錐体細胞は，短い光の波長の450〜500nmを中心とする青系統の光に反応する。これら3種類の錐体細胞がさまざまな組み合わせで反応することによって，多様な色を感じることができる。

> **学習の要点**
> 　平衡感覚とは，空間において身体のバランスを保とうとする感覚である。主に，深部感覚，運動覚などの知覚情報，前庭や三半規管による重力や回転加速度の知覚情報，そして視覚情報によってバランスを保っている。よって，片足での立位保持時間は開眼時より閉眼時で短くなりやすい。視覚情報をしっかり受け取れない場合はめまいが起こりやすく，また，夜中にトイレで起きた際は，急な起き上がりによる血圧変動なども加わり，転倒しやすいので注意が必要である。

2　知覚

- 形は図と地に分けられ，図は群化して知覚される。
- 奥行き知覚には両眼手がかりと単眼手がかりがある。
- 色や形が変化しても同じ対象であると知覚できることを知覚の恒常性という。

感覚と知覚のプロセス

　それぞれの感覚器を通して得られた物理的刺激は，神経系で電気信号に置き換えられ，大脳皮質へと運ばれる。この過程のなかで，物理的刺激が電気信号に変換される過程を**感覚**，電気信号が統合され意味のある情報として解釈される過程を**知覚**とよぶ。

　ここで，図4を見て欲しい。図4を見たとき，

あなたは何が見えるだろうか。実は，この図形の中央に「地面を嗅ぎながら歩いている犬」が隠されている。初めて見る人にとっては単なる白黒のドットで構成された画像に見えるかもしれない。しかし，いったん歩いている犬を認識できるようになれば，その後は犬以外には見えなくなるだろう。これは，図形から得られる単なる白黒の画像としての情報を**感覚**として処理し，それを意味のあるまとまった形として**知覚**するプロセスの一例である。

形の知覚

われわれの網膜に映し出された色や明るさの異なる感覚情報はどのように統合され，意味のある形として知覚されるのだろうか。形として知覚されるためには，形として見る領域である「図」とそれ以外の背景となる「地」を分けなければならない。これを**図地分化**という。ここで，**図5**を見て欲しい。しばらく見ていると，2人の横顔が見えるかもしれない。この場合は，黒の領域が「図」となり，白の領域が「地」として知覚されたことになる。あるいは，真ん中に盃が見えた人もいるだろう。この場合は，白の領域が「図」となり，黒の領域が「地」として知覚されたことになる。顔を認識すれば自動的に盃は見えなくなるし，盃を認識すれば顔は見えなくなる。同時に2つの形を見ることはできない。

われわれは，図と地を分けて形の領域を知覚しているが，複数の図が存在した場合，それらの形はまとまったものとして知覚される。これを**群化**という。**図6**では，単に丸と三角の図形が描かれているにすぎないが，個々の図形としてではなく，それらがまとまった顔として知覚されるだろう。

図4　グレゴリーのダルメシアン犬

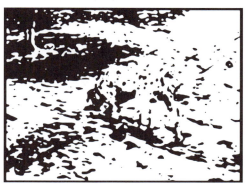

（文献2をもとに作成）

図5　ルビンの壺

（文献3をもとに作成）

図6　丸と三角による顔絵

専門分野へのリンク

純粋失読という症状がある。例えば，自分の名前は書けるのにそれを読むよう指示しても読めないという不思議な症状である。視覚情報は大脳の左右の後頭葉に送られ，処理・理解されていく。純粋失読は，左後頭葉と左右の脳を結ぶ脳梁の2つが病巣である。右利きの人はほとんど左脳に言語中枢があり，ここに視覚情報（文字情報）が届かないと読めなくなる。よって，左後頭葉が障害されているため左後頭葉の視覚情報は処理できず，右後頭葉へ入った視覚情報は脳梁の障害のため左脳へ届かず，見えるけれども読めないという症状が出現するのである。

1章　心理学

ゲシュタルト心理学の創始者のひとりである Max Wertheimer は，知覚における「簡潔」を意味するドイツ語のprägnanzを提唱した。現在では**プレグナンツの法則**として知られている。主に**近接**，**類同**，**よい連続**，**閉合**，**客観的構え**，**共同運命**，**経験**の7つの要因に分けることができる（図7）。

距離の知覚

あなたは今目の前にあるコップを取ろうとしている。そのためには自分とコップとの距離を正確に把握しなくてはならない。対象物に対する距離を知覚することを**奥行き知覚**という。では，この奥行き知覚は，どのように行われているのだろうか。

光が網膜上に映し出される際に形成されるのは，奥行きの情報を伴わない高さと横幅からなる2次元の画像である。そのため，網膜上の情報だけでは対象物までの距離を正確に知覚することはできない。従って，別の情報が必要となる。ここでは**両眼手がかり**と**単眼手がかり**とよばれる代表的な手がかりを紹介する。

■ 両眼手がかり

両腕を軽く広げて，2本の人差し指を出し，両方の指先が触れるように近付けていく。まずは

図7 プレグナンツの法則の7つの要因

「きょう　ふのみそしる」
「きょうふの　みそしる」

近い距離にあるものはまとまりやすい。

a 近接

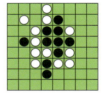

類似したものはまとまりやすい。例えば，オセロや囲碁では，色により自分と相手が分けられるため，ゲームとして成立する。

b 類同

よりよく連続するものがまとまりやすい。左図では，丸と四角が重なっているように見え，右図と同様，3つの図形があるようには見えない。

c よい連続

a(b+c)(e+c)

閉じた領域がまとまりやすい。例えば，数式ではb+c，e+cがまとまって見えるため，意味として理解される。

d 閉合

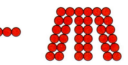

一定のまとまりができると，その態度が保たれる。左図では，一列に並んだまとまりに見えるが，右図を下から上に向かって見ていくと2つがペアとして，まとまって見える。

e 客観的構え

共に動くものがまとまって見える（例：鳥の群れ）。

f 共通運命

経験を重ねてきたものほど，まとまって見える（例：くずし文字）。

g 近接

両眼を開けたまま，そして次に片眼を閉じて行ってみよう。おそらく両眼での方が片眼で行ったときよりも指先が触れやすいのではないだろうか。

われわれの両眼は6cmほど離れた左右に位置している。そのため，それぞれの眼に入ってくる情報（網膜に映し出される画像）は少しずつ異なる。人差し指を顔の前に出して，片眼を閉じながらそれぞれの見え方の違いを確認して欲しい。2つの眼のそれぞれの見え方の差異を**両眼視差**という。さらにその人差し指を最も近い距離から徐々に遠ざけていくと，人差し指が近くにあるほど見え方の違いが大きくなり，遠ざかるほど小さくなるはずである。このように，両眼の網膜に映し出される画像の違いが1つの対象としてとらえられる際に，脳内で距離として変換され奥行き知覚が生じる。

実際に奥行き知覚を利用した3D映画は，網膜に映る画像差を使って作成されている。この原理を簡易な実験で確かめてみよう。まず顔の前で，両手の人差し指の先端をくっつける（**図8a**）。次に指を徐々に遠ざけていくと，ある距離で指の間にソーセージが挟まっているように見える現象が起こる。そしてその地点で指をゆっくりと離してみよう。すると，指でできた「ソーセージ」が中空に浮かんでいるように見えるはずである（**図8b**）。

■ **単眼手がかり**

両眼手がかりによる奥行き知覚は比較的距離が近いときに利用できる。しかし，10mを超えるような遠距離になると，両眼視差が小さくなりすぎるため，両眼手がかりによる奥行き知覚は難しくなる。その場合，単眼手がかりを利用することとなる。単眼手がかりには次のようなものが挙げられる。

遮蔽

ある対象の一部（青四角）が別の対象（赤四角）により隠されると，隠している側を近くに感じる（**図9a**）。

相対的な高さ

視野のなかで低い位置にあるものは近くに見え，高い位置にあるものは遠くに見える。**図9b**の左図では下側が近くに見えるため，黒い部分が壁のように見え，白い部分が空のように見える。しかし，**図9b**の右図のように反転させると白い部分が壁のように見え，黒い部分が夜空に見える。

図8　指でできたソーセージが空中に浮かぶ実験

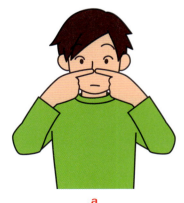
a
顔の前で両手の人差し指の先端をくっつける。

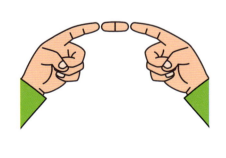
b
指でできた「ソーセージ」が空中に浮かんでいるように見える。

図9 単眼手がかり

a 遮蔽

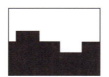
b 相対的な高さ

（文献4をもとに作成）

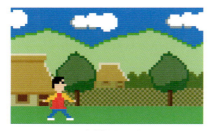
c 相対的な運動

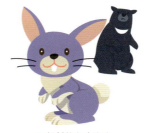
d 相対的な大きさ

相対的な運動

走りながら周りの風景を観察してみよう。近くの対象は自分とは逆の方向に動いているように見えるが，遠くの対象は自分と同じ方向に動いているように見える。このような現象はテレビゲームでも利用されている（**図9c**）。キャラクター自体は移動しておらず，周囲の景色が動いているにすぎない。その際，キャラクターに近い景色はキャラクターの進行方向と逆に動かし，より遠くの景色は同じ方向に動かすことで，よりリアルな動きを表現している。

相対的な大きさ

2つの大きさが同じであると仮定されるとき，網膜に映る画像の小さいほうがより遠くにあると知覚される。この知覚過程は，事前の知識や経験と矛盾しないよう，奥行き知覚の調整がなされることによって成立する。**図9d**では「クマはウサギより大きいはずなのに，網膜上には小さく映っている。これはクマがウサギより遠くにいるからである」と知覚される。

知覚の恒常性

明るさを変えながらリンゴを観察してみよう。明るいときは鮮やかな赤色をしているが，暗くすると，くすんだ赤色に見える。しかし，われわれはリンゴの色自体が変化したわけではないことを知っている。また，遠くにいた人物が近付いてきたとき，その距離が小さくなるほど網膜に映る人物の画像は大きくなる。しかし，われわれはその人物が実際に大きくなったとは認識しない。これは，網膜上に映る像をそのまま処理するのではなく，知識や周囲の環境などと照合して情報を再構築することで，われわれの知覚が成立しているためである。色や形が変化しても同じ対象であると知覚できることを **知覚**

臨床に役立つアドバイス

小脳性運動失調という運動障害があり，測定異常を伴いやすい。この検査として，患者の示指を自分の鼻につける指鼻検査や，その後に医療者の指先と患者の示指を合わせ，再び自分の鼻につける往復運動を何度も行い，それが円滑にできるかを見る鼻指鼻検査というものがある。測定過大や測定過小，正確さ，振戦などを評価する。

の恒常性という。

　知覚の恒常性がうまく働かなくなると，われわれは外界を安定してとらえることができなくなる。Adelbert Ames Jr.は，奥行き知覚が成立しない部屋を作ることで，本来同じ大きさの対象が異なった大きさとして認識されることを示した。図10aは部屋を上から見た図を示している。部屋の左右には，それぞれ同じ大きさの人形が置いてあり，のぞき窓から部屋の中を覗けるようになっている。部屋は実際にはゆがんだ構造となっているが，単眼で見たときには左右が均等の長方形に見えるようになっている（図10b）。その結果，脳は2つの人形が観察者から同じ距離に存在するとみなす。しかし，網膜上では異なる大きさで映っているため，人形は異なる大きさであると知覚される。

図10　エイムズが発案したゆがんだ部屋

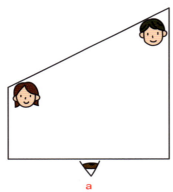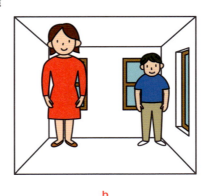

a　　　　　　　　　　　　　　　b

aは部屋を上から見た略図であり，bは覗き穴から見えたときの視覚である。本来の部屋はゆがんでいるものの，網膜上には通常の部屋に見えるため，2つの人形は距離ではなく，大きさが異なると誤って知覚される。

3　認知

- 注意とは，必要な情報を選択し不必要な情報を無視する認知機能である。
- ストループ効果とは，語の「意味」と「色」の2つの情報が干渉し合うことである。

日常生活と認知活動

　あなたは，信号機の設置されていない横断歩道を渡ろうとしている。左右を確認すると右側から車は来ていないが，左側から車がこちらに向かってきている。さて，あなたならどうするだろうか。ある人は車が過ぎ去ってから横断するというだろう。また，別の人は歩行者優先の交通ルールを知っていて，車は停止するはずだと推測し横断するかもしれない。いずれにしても，横断に関連した情報に基づき，自分の行動を決定していることになる。

　この例から分かるように，「認知」という概念は，単に記憶や理解，思考にとどまらず，より広範な精神的活動全般を包含している。われわれは多様な情報が存在する環境の中で生活している。従って，これらの情報のなかから関連性の高い

情報を選択し**意思決定**や**問題解決**を行う必要がある。この情報選択の過程で重要な役割を果たすのが**注意**である。

注意

　注意は周りの情報のなかから必要なものを選択し，不必要なものを無視するという2つの過程から構成される認知機能である。この概念について**ストループ効果**をもとに解説する。ストループ効果とは，語の「意味」と「色」の2つの情報が干渉し合う現象のことを指し，心理学者のJohn Stroop（ジョン　ストループ）によって報告された[5]。ストループ効果の実験は，色名が書かれた語を参加者に提示し，その語のインクの色をできるだけ早く答えさせる方法で行われる。**図11**のように「黒」のインクで「白」と書かれていた場合，実験参加者は，意味の情報を無視して，できるだけ早く色の情報を回答することが求められる。われわれは自動的に語の意味を処理しようとするため，色の回答に遅延が生じることとなる。ストループ効果の現象は，われわれの日常生活における情報選択に重要な洞察を提供している。すなわち，注意において選択と排除が同時に行われることにより，必要に応じた情報を得ることができている。

2つの注意処理

　Treisman（トリーズマン）とGelade（ゲラード）によって提唱された**特徴統合理論**では，情報の量と複雑さを考慮に入れた注意処理のメカニズムが説明されている。この理論では，注意を**前注意処理**と**注意処理**に分けている。前注意処理では，情報の処理が自動的に行われるため，素早く対象を特定することができる。ここで，**図12a**を見て欲しい。おそらく「△」をあっという間に発見できたのではないだろうか。妨害刺激となる「□」が増えたとしても，発見するための時間はほとんど変化しないだろう。これは形という単一の特徴を処理するだけでよいからである。続いて**図12b**を見て，「黒色の下三角形」を探して欲しい。おそらく少し時間がかかったのではないだろうか。これは**図12a**とは違い，色，形，方向といった複数の特徴に基づいて刺激を識別する必要があるためである。これらは，情報の量が多くなるというより複雑になることによって，特定の対象の識別が困難になることを示している。

図11 ストループ効果における意味と色の干渉

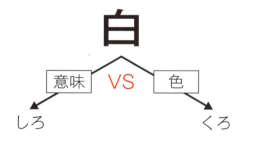

図12 異なる処理が必要とされる2つの視覚探索課題

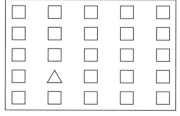

a　単一な特徴で構成された視覚探索課題

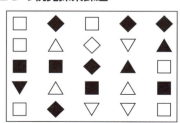

b　複数の特徴で構成された視覚探索課題

まとめ

- ●感覚はどのようにしてもたらされているか(☞p.9)。 試験
- ●形はどのようにして知覚されるか(☞p.13)。 試験
- ●奥行き知覚はどのように行われているか(☞p.15)。 実習 試験
- ●ストループ効果について説明せよ(☞p.18)。 試験

【引用文献】

1) Heron W：The pathology of boredom. Scientific American, 196(1)：52-57, 1957.

2) 近藤倫明 ほか訳：脳と視覚—グレゴリーの視覚心理学, ブレーン出版, 2001.

3) Rubin E：Synsoplevede figurer, 1915.

4) Vecera SP, et al.：Lower region: a new cue for figure-ground assignment. Journal of Experimental Psychology: General, 131(2)：194-205, 2002.

5) Stroop JR：Studies of interference in serial verbal reactions. Journal of Experimental Psychology, 18(6)：643–662,1935.

【参考文献】

1. Treisman AM, et al.：A feature-integration theory of attention. Cognitive psychology, 12(1)：97-136,1980.

1章 心理学

3 学習と記憶

1 古典的条件づけ

- 古典的条件づけとは2つの出来事の関連を学習するもので，Pavlov（パブロフ）による犬を用いた条件反射の実験が有名である。
- 恐怖症および事故や災害後の心的外傷後ストレス障害も古典的条件づけによって形成される。

パブロフの実験

パブロフは犬にベルの音を聞かせ，同時に好物の肉を与えることを繰り返すと，犬がベルの音を聞いただけで，唾液を分泌するようになることを発見した。このように，通常は関連のない2つの刺激の連合が形成される学習を古典的条件づけという（図1）。条件づけ前は，犬はベルの音に振り向く程度の反応しか示さない。これに対して好物の肉にはポタポタと唾液を垂らす。このときの肉を無条件刺激（US），これに対して生じる唾液分泌を無条件反応（UR）とよぶ。条件づけでは，ベルの音を聞かせると同時に肉を提示する。この対提示を何度か繰り返すことによって，ベルの音に対して唾液分泌が生じるようになる。このときのベルの音は条件刺激（CS）であり，これに対して生じる唾液分泌は条件反応（CR）とよばれる。このようにして条件づけが成立した後，餌を与えずにベルの音のみを聞かせていると，唾液分泌は徐々に生じなくなる。これを**消去**という。消去は，あくまで条件刺激を単独で提示する手続きを指し，反応が消えてしまうことではない。その証拠として，しばらく時間を空けると，再び唾液分泌が生じるようになる（図2）。これは**自発的回復**とよばれる。

条件性情動反応

不安や恐怖など情動に関連する反応も古典的条件づけによって形成される。Watson（ワトソン）とRayner（レイナー）は，11カ月の乳児Albert（アルバート）に白ネズミを見せ，アルバートが白ネズミに手を伸ばした瞬間に大きな音を鳴らして驚かせた。その後，アルバートは白ネズミを見ただけで怯えて泣き出

図1 古典的条件づけのプロセス

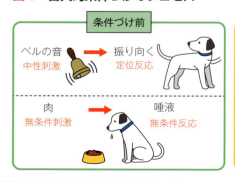
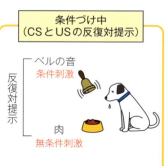
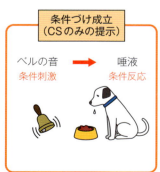

* US：unconditioned stimulus　　* UR：unconditioned response　　* CS：conditioned stimulus
* CR：conditioned response

図2 条件づけされた反応の消去と自発的回復

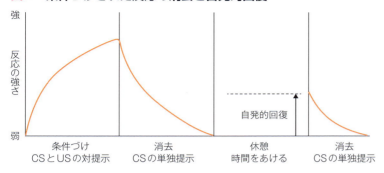

すようになった。これは条件性情動反応とよばれ，恐怖症や心的外傷後ストレス障害（PTSD）の発症機序とされる。

般化と弁別

　条件づけが成立すると，条件刺激と類似した対象にも，条件反応が生じるようになる。これを **般化** とよぶ。例えば，白ネズミに対して恐怖を獲得したアルバートは，白ネズミに似た動物やサンタクロースのお面までに恐怖を示すようになった。般化は条件刺激との類似度が高いときに生じやすく，類似度が下がるに従って生じにくくなる。一方，類似した刺激であっても，片方のみ条件づけを行い，他方に消去の手続きを適応すると，片方にのみ条件反応が生じるようになる。これを **弁別** とよぶ。パブロフは楕円と円を弁別させる実験を犬に実施した。楕円の縦横比を円に近付けていったところ，比が9対8になったとき，犬は泣いたり暴れたりするようになった。この異常行動はパブロフによって **実験神経症** と名付けられた。

恐怖症の治療

　恐怖症の治療は古典的条件づけの消去の原理に基づいている。治療では，恐怖をもたらす条件刺激を何度も提示する **エクスポージャー（曝露療法）** が行われる。患者が恐怖対象から回避あるいは逃避せずに治療を進めるために，**系統的脱感作療法** では，弱い刺激から段階的に曝露しながら恐怖を抑制していく。恐怖対象そのものではなく，その状況を頭の中でイメージすることやバーチャル・リアリティーで体験することでも効果がある。これに対して，強い恐怖対象を一気に体験させる **フラッディング法** は効果が大きいが，使用には注意が必要である。いずれも，リラクセーション法と組み合わせ，強い恐怖反応が生じることを制止しながら実施する必要がある。

＊PTSD：post traumatic stress disorder

2 オペラント条件づけ

- オペラント条件づけは，生体が自発する行動に環境変化が伴うことで，行動の頻度が変化する学習である。
- 新たな行動の獲得には，基準を満たす行動に対して報酬を与え，徐々に目標行動に近付けていく逐次接近法が有効である。
- 連続強化スケジュールで維持されていた行動に比べ，部分強化スケジュールで訓練された行動は消去されにくい。

基本概念

　オペラント条件づけの研究は，Thorndike（ソーンダイク）によるネコの問題箱（**図3a**）の実験に端を発する。この箱には掛け金，ロープやペダルの仕掛けがあり，仕掛けをはずすとネコは箱から出て餌にありつける。試行を繰り返すうちに，解決につながらない行動は省略され，仕掛けをはずす行動のみが残り，脱出までの時間は短縮された。ソーンダイクはこの学習を試行錯誤学習とよび，ネコの行動の変化を**効果の法則**によって説明した。これは動物にとって時間的に接近して満足をもたらす反応は再び起こりやすくなり，不快をもたらす反応は起こりにくくなるという法則である。

行動の獲得，維持，消去

　行動分析学の創始者であるSkinner（スキナー）は，体系的な実験によって，行動の**獲得，維持，消去**のプロセスを分析した。実験で用いられたスキナー箱（**図3b**）は，ネズミが小さな板（レバー）を押すと，餌皿に報酬ペレットが提示される仕組みである。レバー押し行動の訓練は，レバーに接近する，レバーの前で立ち上がるなどの基準を設定し，この基準を満たす行動に報酬を与えることによって，徐々に目標行動に近付けていく逐次接近法によって行われる。逐次接近法によって，動物はもともと行わなかった新しい行動を獲得することができる。これを**行動形成（シェイピング）**とよぶ。

　オペラント行動を持続させるとき，どのようなタイミングで報酬を提示するかによって反応の増加傾向が変わってくる（**図4a**）。報酬提示のタイミングは，毎回報酬を与える連続強化ス

図3　オペラント条件づけで用いられる装置

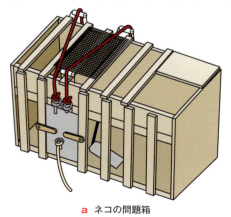

a　ネコの問題箱

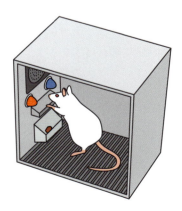

b　スキナー箱

（文献1をもとに作成）

図4　部分強化スケジュールでの反応回数

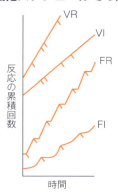

VR：何回か反応すれば報酬が与えられる。何回かはわからない。
VI：ある時間経過すると報酬が与えられる。いつかはわからない。
FR：一定回数ごとに報酬が与えられる。
FI：ある一定の間隔で報酬が与えられる。

a　各スケジュールの増加パターン

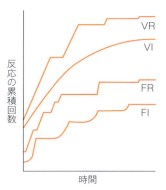

VR：消去開始後しばらく反応が続き，反応休止が生じる。
VI：反応休止期間はなくなだらかに減少する。
FR：反応休止期間が徐々に長くなる。
FI：スキャロップ型の反応休止が徐々に長くなる。

b　消去中の反応の変化

（文献2をもとに作成）

ケジュールと，ときどき与える部分強化スケジュールに分けられる。部分強化スケジュールには，反応数を基準にした固定比率スケジュール（FR）と変動比率スケジュール（VR），時間を基準にした固定間隔スケジュール（FI）と変動間隔スケジュール（VI）がある。各スケジュールでの反応の増え方を**図4a**に示した。いつ報酬が与えられるか分からないVRやVIでは反応は止まることなく増加していく。特にVRでの反応の増加率が高い。FRでは反応と休止を繰り返しながら階段状に増加する。FIではスキャロップという円孔を描きながら，加速度的に増加する。

行動の出現に対して環境変化が伴わないと，オペラント行動は消去される。連続強化スケジュールで維持されていた行動の消去は急速に進む。これと比べて，部分強化スケジュールで訓練された行動は消去されにくい。また4種の部分強化スケジュールのうち，どの強化スケジュールで訓練されていたかによって反応の変化が異なる（**図4b**）。

4種類の行動随伴性

行動が増加する場合を**強化**，減少する場合を**弱化**とよぶ。強化または弱化が，環境刺激の出現によって生じるか，消失によって生じるのかによって，4種類の行動随伴性のパターンができる。刺激の出現を「正」，刺激の消失を「負」と表現し，「正の強化」，「負の強化」，「正の弱化（罰）」，「負の弱化（罰）」に分類される。

4種類の行動随伴性を日常生活に当てはめてみよう。手伝いをすると褒められるので手伝う頻度が増加するケースは，称賛という刺激の出

実践!!　臨床に役立つアドバイス

行動変容

慢性疾患における運動指導では，行動変容をもたらすかかわり方が重要である。特に，内科系の糖尿病や呼吸器疾患，心疾患等のいわゆる生活習慣病では，日常での運動習慣が乏しいことが多く，運動習慣の獲得が疾患管理において重要である。

運動習慣を獲得させ行動変容をもたらすためには，患者と医療者が協働で目標立て，目標を達成できたときは称賛し，正の強化を図ることで運動頻度を増加させていくことがポイントとなる。

＊FR：fixed ratio　＊VR：variable ratio　＊FI：fixed interval　＊VI：variable interval

現によって行動が増加しているため，正の強化である。教室で先生から質問されそうなときに，答えがわからずに目をそらして質問を回避することは，負の強化である。夜食を食べていたら体重が増加したので，夜食を控えるようにするのは，正の罰である。負の罰には，行動によって好ましい事象が消失する「反応コスト」と，行動によって好ましい事象を得る機会が消失する「タイムアウト」の2種類がある。反応コストは減点や罰金，タイムアウトは退場や謹慎などである。罰はネガティブな感情を生じさせるため，教育場面での使用には注意が必要である。

3 記憶のプロセス

- 記憶には記銘，保持，想起の3つの段階がある。
- 視覚や聴覚に届いた情報は感覚貯蔵庫，短期貯蔵庫，長期貯蔵庫を順に移行していく。
- ワーキングメモリは，作業に従事している間，一時的に保たれる記憶で，次の作業に移ると忘却される。ワーキングメモリによって複数の作業を同時にこなすことができる。

記銘，保持，想起

　記憶は新たな事柄を覚え（記銘・符号化），覚えたものを一定期間保存し（保持・貯蔵），必要なときに思い出す（想起・検索）という3つの段階に分けられる。われわれはすべての情報を記憶することはできない。一瞬しか提示されなかった情報は記銘できず，不要な情報は忘却される。覚えたつもりでいても，いざというときに思い出せないこともある。これは想起の失敗である。このように，物事を記憶する各段階で認知的な情報処理が加わり，情報の取捨選択が行われる。

記憶のモデル

　Atkinson と Shiffrin[3] は，記憶を情報処理の流れに沿って説明する多段階貯蔵モデルを考案した（**図5**）。このモデルでは，3つの記憶の貯蔵庫が想定され，情報がこの貯蔵庫を順に移行していくと考えられた。まず，視覚や聴覚に届いた情報は感覚登録器（SR）に入り，重要なものは短期貯蔵庫（STS）に移行する。短期貯蔵庫の容量は7±2項目程度であり，Miller は，この記憶範囲を「**マジカルナンバー7**」とよんだ。電話番号

図5　記憶の多段階貯蔵モデル

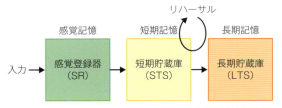

(文献3をもとに作成)

や暗証番号は，短期記憶範囲内の容量であるため，操作を終えるまで保持しておくことができる。短期記憶の保持期間は，アルファベット3文字であれば，18秒程度ということが実験で明らかになっている[4]。また，項目の羅列を覚えておくことは難しいが，情報を区切り，**チャンキング**することによって，より多く記憶することができる。短期記憶を長期貯蔵庫（LTS）に移行させるためには，復唱すること（**リハーサル**），意味を理解すること（**意味的符号化**），概念的に分類すること（**体制化**），既存の知識に関連付けること（**スキーマ処理**）が効果的である。

系列位置効果

　Glanzer と Cunitz[5] は，実験参加者に15の単語

24　＊SR：sensory register　＊STS：short-term store　＊LTS：long-term store

図6 系列位置による再生率の違い

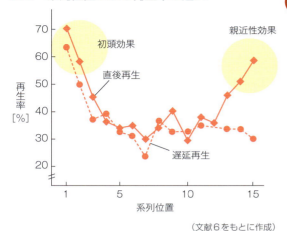

（文献6をもとに作成）

> **専門分野へのリンク**
>
> **高次脳機能**
> 高次脳機能とは，各感覚系から入力された情報を分析，統合して外界および内的状態を把握し，貯蔵された知識に基づいて行動を計画し実行する一連の精神活動とされる。これらの機能が低下している場合，リハビリテーションで実施する評価の信頼性が欠けることとなり，評価が成立しない。そのため，高次脳機能の低下が疑われる場合は，事前にこれらの評価を実施しておくことが必要である。

を1単語ずつ順に提示し，思い出した順に再生するよう求めた。単語リスト提示後，すぐに再生を求めた場合には，リストの最初の方の再生率（**初頭効果**）と終わりの方の再生率（**親近性効果**）が高くなった。ところが，リスト提示後に数十秒間，計算課題を行い，遅延を挟むと親近性効果は消失した（**図6**）。つまり，計算課題によって，単語をリハーサルすることができず，短期記憶から長期記憶への移行が妨げられたと考えられた。これらの結果は，モデルで想定された短期記憶貯蔵庫と長期記憶貯蔵庫が実際に存在することを証明している。

ワーキングメモリ

作業を実行している間，保持される記憶を作業記憶（ワーキングメモリ）という。ワーキングメモリは，作業場としての機能を果たす。例えば，レストランで客から受けた複数の注文を厨房に伝えるときにワーキングメモリが必要とされ，この記憶は作業が終了すると同時に消える。

ワーキングメモリの多要素モデル[7]では，中央実行系という制御システムが想定されている。中央実行系は，音韻ループや視空間スケッチパッド，エピソードバッファーという下位システムに指示を出したり，注意を割り振ったり，注意の切り替えを行う機能をもつ。

忘却

忘却が生じる要因には複数の説がある。Ebbinghaus（エビングハウス）は，時間経過とともに再生率が悪くなるという実験結果から，忘却は時間経過によって生じると考えた。これに対して，Jenkins（ジェンキンス）とDallenbach（ダレンバック）は，他の事柄が記憶を妨害して忘却が生じるという干渉説を主張した。新しいことを記憶しようとしても，それ以前の記憶が邪魔をしてしまう順向干渉と，新しい記憶によって古い記憶が妨げられる逆向干渉が起きる場合がある。

4 記憶の区分

- 出来事についての記憶など言語化できる記憶は宣言記憶，動作や手続きなど言語化できない記憶は非宣言記憶に分類される。
- 記憶にはさまざまな種類があり，それらを処理する脳領域も異なる。

長期記憶の分類

Squire（スクワイア）は記憶内容に基づいて，長期記憶を**宣言記憶**と**非宣言記憶**に分類した（**図7**）。友人と食事をしたことは，言葉で説明できる宣言記憶であるのに対し，どのように自転車や車を運転するのかなど，意識せずに行う動作は非宣言記憶である。宣言記憶にはエピソード記憶と意味記憶がある。非宣言的記憶は手続き記憶，プライミング，古典的条件づけ，非連合学習が含まれる。

■ エピソード記憶

エピソード記憶は，個人が経験した出来事についての記憶である。「いつ」，「どこで」，「何を」したかという3つの要素からなる。たとえば，「昨日，レストランでハンバーグを食べた」や「連休に，家族で北海道旅行した」など，経験した事柄が周辺情報や感情と結びついて強固に保持される。

■ 意味記憶

意味記憶は，知識として身に付いているような記憶である。例えば，「フランスの首都はパリである」や「清水焼は京都で作られる陶器である」など，いつ記憶したかははっきりしないことが多いが，関連する項目が結び付き，ネットワークを作って保持される。

■ 手続き記憶

手続き記憶は，動作に関する記憶である。同じ経験を繰り返すことや，練習することによって獲得される。例えば，自動車の運転，楽器の演奏，タイピングなどのときに働き，体で覚える記憶といえる。

■ プライミング

プライミングとは，ある刺激を受けることによって，その後に提示される刺激の処理が促進される現象である。例えば，前もって「しんりがく」という単語を見ていると，「し□りが□」の空欄を埋める時間が短縮される。このように，プライミングは前もって提示される単語を意識していなくても，潜在的な認知過程によって起こるのである。

図7　スクワイアによる記憶の分類

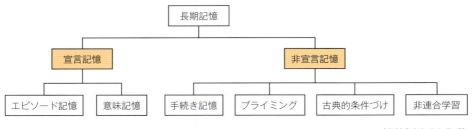

（文献8をもとに作成）

■非連合学習

　非連合学習は，同じ刺激を繰り返し与え続けることにより生じる。繰り返し与えられる刺激に対して反応が増強される場合を鋭敏化とよぶ。例えば，大きな地震を経験すると，地震に対する恐怖反応が強まるのは鋭敏化である。これと反対に，繰り返し与えられる刺激に対する反応が弱まる場合を馴化とよぶ。例えば，雨音に対して徐々に注意が向かなくなるのは馴化が生じているといえる。

症例研究と記憶の脳領域

　内側側頭葉がエピソード記憶を担うことを示す有名な症例がある[9]。Aさんは，てんかんの治療を目的に，海馬を含む両側内側側頭葉切除術を施行された。手術後には，食事で何を食べたか，食べた事実を思い出すこともできなかった。

　Aさんは，ある種の記憶を獲得することができた。鏡に映った星形をなぞるという鏡映描写課題（図8）を実施すると，訓練とともに上達した。しかし，何度この課題を経験してもAさんは「この課題を行うのは初めてである」と主張した。つまり，技術の獲得（手続き記憶）はできるが，この課題を経験したというエピソードの記憶ができなかった。この症例から，内側側頭葉はエピソード記憶に重要な脳領域であるが，手続き記憶には関与しないことが明らかになった。

　また，フェンシングの矢が刺さり間脳（特に左視床背内側核）を損傷したBさんの症例[10]も有名である。損傷後，Bさんの知的能力は回復し，事故以前の記憶や手続き記憶は保たれていた。しかし，重度の前向健忘があり，事故後の出来事やその時期に活躍した有名人の顔などはまったく記憶できなかった。この症例から，新たな記憶の形成には視床背内側核も関与しているといえる。

図8　鏡映描写課題の装置

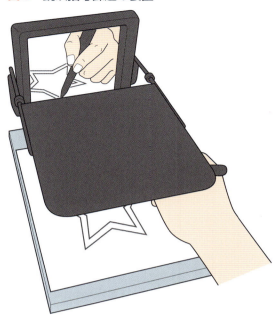

臨床に役立つアドバイス

慢性閉塞性肺疾患（COPD）と認知機能低下
　COPDは低酸素血症をきたす病態である。そのため，脳への低酸素血症が原因とされる認知機能の低下が報告されている。長谷川式認知症スケールやMMSEでの認知機能評価では正常範囲であっても，MoCAでの軽度認知障害をスクリーニングする検査では障害が疑われる場合も珍しくないため注意が必要である。

＊COPD : chronic obstructive pulmonary disease　＊MMSE : Mini-Mental State Examination
＊MoCA : Montreal Cognitive Assessment

まとめ

- 日常生活における古典的条件づけによる行動を図を使って説明せよ（☞p.20）。 試験
- 恐怖症の治療について説明せよ（☞p.21）。 実習 試験
- ４種類の行動随伴性について日常例を用いて説明せよ（☞p.23）。 実習 試験
- オペラント条件づけの消去と弱化の違いを説明せよ（☞p.23）。 試験
- 記憶の３つのプロセスを説明せよ（☞p.24）。 実習 試験
- ワーキングメモリはどのようなときに働く記憶か説明せよ（☞p.25）。 実習 試験
- 宣言記憶と非宣言記憶はどのようなものか説明せよ（☞p.26）。 試験
- 症例研究から分かる記憶の特徴について説明せよ（☞p.27）。 実習 試験

【引用文献】

1) 小野浩一：行動の基礎 豊かな人間理解のために 改訂版, 培風館, 2016.

2) 浅野俊夫 訳：オペラント心理学入門, サイエンス社, 1978.

3) Atkinson, RC, et al.：Human memory: A proposed system and its control processes. The psychology of learning and motivation: Advances in research and theory, 2：89-195, 1968.

4) Peterson LR, et al.：Short-term retention of individual verbal items, Journal of Experimental Psychology, 58(3)：193-198, 1959.

5) Glanzer, M, et al.：Two storage mechanisms in free recall. Journal of Verbal Learning and Verbal Behavior, 5(4)：351-360, 1966.

6) 松井 豊 監：スタンダード認知心理学, サイエンス社, 2015.

7) Baddeley AD：The episodic buffer: a new component of working memory? Trends in Cognitive Sciences, 4(11)：417-423, 2000.

8) Squire LR：Memory systems of the brain: A brief history and current perspective. Neurobiology of Learning and Memory, 82(3)：171–177, 2004.

9) Scoville WB, et al.：Loss of recent memory after bilateral hippocampal lesions. Journal of neurology, neurosurgery, and psychiatry, 20(1)：11-21,1957.

10) Teuber, HL, et al.：Persistent anterograde amnesia after stab wound of the basal brain. Neuropsychologia, 6(3)：267-282,1968.

1章 心理学

4 言語・概念・思考

1 非言語的・前言語的コミュニケーション

- ヒトや動物が，身振り・手振りを使って他者と情報伝達や意思疎通することを非言語的コミュニケーションという。
- ヒトの赤ちゃんは喃語などの前言語的コミュニケーションを用いる。1歳ごろから言葉を発するようになり，言語期が始まる。

非言語的（ノンバーバル）コミュニケーションと動物の言語

　われわれは言葉や音声を使わずに，身振り・手振りだけで他者と情報伝達や意思疎通ができる。例えば，会議中に書きまねをして鉛筆を借りる，私語を注意するときに唇に人差し指を当てるなどである。このような身振り・手振りなどで情報伝達することを**非言語的（ノンバーバル）コミュニケーション**という。言語をもたない動物も身振りで他個体に情報を伝えており，その代表例としてミツバチのダンスがよく知られている。巣に戻ったミツバチは花蜜の場所を仲間に伝えるために8の字ダンスをする。このとき，ダンスの速度と方向が花蜜のある距離と方向を表している（**図1**）。

　動物は音声を使ったコミュニケーションも行っている。カラスは何種類もの鳴き声を使い分け，警戒や安全といった情報を仲間に伝達している。また，多くの動物で雄が雌へ求愛の音声を発している。それは，コオロギ，カエル，カナリヤ，ネズミ，クジラなど，昆虫から哺乳類まで多種にわたる。興味深いことに，ジュウシマツの幼鳥は父親の歌を聴いてそれを真似するように学習し，成鳥の歌として完成させる。さらに，そ

図1　ミツバチのダンス

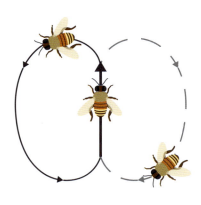

a　8の字ダンス
8の字の角度が花蜜の方向を示している。

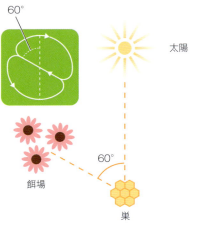

b　花蜜の方向

（文献1をもとに作成）

の歌には階層構造があり，音の要素がまとまりを作り，**文法**を形成していることが指摘されている[2]。

ヒトに最も近い霊長類の言語使用はどうであろうか。人口飼育下のチンパンジーは，絵文字やキーボードによる「単語」を理解していることが報告されている[3]。チンパンジーは発生器官が人間とは異なるため，音声による言語の使用は難しいと考えられていた[4]。しかし，最近ドイツの研究チームが野生のチンパンジーの鳴き声を録音して解析した結果，彼らが12種類の異なる鳴き声を組み合わせることで，約400通りの**構文**を作っていることがわかった[5]。

前言語的コミュニケーション

ヒトが言葉を話し始めるのは1歳前後からであるが，それ以前にも音声による発話がみられ，それを**前言語的コミュニケーション**という。

生後すぐの赤ちゃんは，お腹が空いたり，おむつが濡れていると機嫌が悪くなり，泣き声をあげる。生後2〜3カ月になると，クーイングとよばれる「あー」，「くー」いった音を発するようになり，4カ月ごろからは「ばぶばぶ」，「あぅあぅ」といった2音節以上の**喃語**を発声するようになる。漫画サザエさんに登場するイクラちゃんは，機嫌がよいと「はーい」，機嫌が悪いと「ばぶー」という音を発しており，これが喃語のよい例といえる。1歳ごろになると，母親のことを「まぁま」や「かーちゃん」と発声するようになり，対象に対して意味ある単語を発するようになる。初めて発する単語を**初語**といい，これをもって前言語期を卒業し，言語期が始まる。

実践!! 臨床に役立つアドバイス

必死で英語の勉強をしても，すらすらと話せるレベルに到達するのは簡単ではない。しかし，母国語は辞書や参考書がなくても，いつの間にか何の苦もなく自由に話せるようになっている。これについてアメリカのChomskyは「人間は生まれながらにして，言語獲得装置を有しているためだ」と回答している。生まれたばかりなら，日本人であっても英語やフランス語でも，その言語に触れたときから育った環境の言語を習得することができるのである。

言語の獲得

言葉を話し始めた赤ちゃんの語彙の獲得は50語程度まではゆっくりと進むが，1歳半ごろから急激に単語の数が増加する。これを**語彙の爆発期**とよぶ。このころから2語文を話すようになり，2歳ごろからは，「とーちゃん，わんわん，とって」などの3語文を話せるようになる。語彙の習得は急速に進み，2歳ごろから就学期までに平均して1日9語程度の語を新しく覚えるといわれている[6]。その要因として，大人が使用している言葉を一度聞いただけで，自身でそれを用いることができるという**即時マッピング**の能力が指摘されている[7]。幼児期までの語彙は，日常会話で使用される言葉が多いが，小学生以降になると，成功，発見のような抽象的な言葉も使用するようになる。読書をすることでそのなかに出てくる未知の語彙を推測し獲得することも指摘されている[6]。

2 言語の障害

- 言語の障害には，言語の発達が遅れる言語発達障害と言語機能が障害される失語症がある。
- 各言語動作（話す・聞く・読む・書く）を担う脳部位は解明されつつあるが，損傷を受ける脳領域と損傷の程度によって障害される言語動作は多様である。

言語の障害

　言語の障害には，**言語発達障害**と**失語症**がある。言語発達障害は，「標準的言語発達の基準より遅れている」場合に診断される[8]。失語症とは，脳梗塞，脳の外傷や腫瘍など，脳の障害が原因で言語機能に障害が生じることをいう。

言語発達障害

　言語発達障害は，子どもの成長過程で生じる「ことばの発達の障害」である。言語の発達には，生理学的基盤，認知的基盤，社会的相互交渉の基盤があり，これらの基盤に何らかの遅れがあると言語発達に遅れが生じる[8]。生理学的基盤の障害として，**特異的言語発達障害**（SLI），**発達性読み書き障害**，小児失語症などがある。認知的基盤の障害として知的発達症に伴う言語発達障害があり，社会的相互交渉の基盤の障害として自閉症スペクトラム症に伴うコミュニケーションの発達障害がある。

　SLIとは，聴覚，知能，対人関係に問題はなく，言語発達を阻害する原因が見当たらないが，言語の発達に障害を呈する場合を指し，主に会話の意味理解や発話内容に問題が生じる[9]。発達性読み書き障害は限局性学習症に分類され，言語以外の認知機能の障害も伴う点でSLIとは異なり，主に読み書きに問題が生じる[10]。

失語症

　失語症とは，脳の障害が原因で言語機能に障害が生じることをいう。言語にかかわる脳部位（言語野）は一般的には左脳にあり，左利きの人の3割程度は右脳にあるといわれている。言語野は脳全体に広がって局在しているので，どの脳部位が障害を受けるかによって失語症の種類もさまざまである（**図2**）。**ブローカ失語**では言葉が出にくくなる。運動性失語ともよばれ，単

図2　言語活動にかかわる脳部位

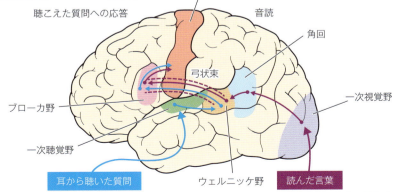

会話をしているときは水色の矢印，声を出して字を読んでいるときは紫色の矢印で示した流れで脳が活動している。

（文献11をもとに作成）

＊SLI：specific language impairment

語の意味は理解できるが，文章の理解は難しくなる。前頭葉にある**ブローカ野**の障害によって生じる。**ウェルニッケ失語**では発話は問題ないが，会話の理解ができなくなる。感覚性失語ともよばれ，言葉のサラダとよばれる意味のない発話をすることがある。側頭葉にある**ウェルニッケ野**の障害によって生じる。**伝導失語**では発話も言葉の理解も正常であるが，長文の復唱ができない。これは短期記憶に障害があるためで，ウェルニッケ野とブローカ野を結ぶ**弓状束**の障害によって生じる。頭頂葉の腹側部にある**角回**は読字や書字に関与しており，この部位が障害を受けることで**失書症**や**失読症**が生じる。**全失語**では，言語動作（話す・聞く・読む・書く）のすべてが強く障害を受けており，ブローカ野やウェルニッケ野を含む外側溝周囲が広範囲に障害を受けた場合に生じる。

言語機能に関わる脳部位ネットワーク

言語動作は言語にかかわる脳部位の連係によってなされている。会話をしているときと声を出して書類を読み上げているときに使われている脳部位を**図2**に示した。これらの言語動作時には7つの脳部位，一次視覚野，角回，一次聴覚野，ウェルニッケ野，弓状束，ブローカ野，一次運動野が連係して働いている[11]。会話においては，ウェルニッケ野で言語を理解し，弓状束を経由してブローカ野で処理され，一次運動野が構音・発話を促す。また，声を出して書類を読み上げているときには，一次視覚野で文字を見て，角回で言語を理解し，ブローカ野を経て一次運動野によって発声が生じる。

脳損傷と言語の障害

これまで，言語動作に関わる脳の局在性を示してきた。Hécaen（エカアン）らは，事故や病気によって障害を受けた5つの脳領域（前頭前野，一次運動野，側頭葉，頭頂葉，後頭葉）ごとに，各患者の7種類の言語機能（構音，流暢さ，理解，ネーミング能力，復唱，読み，書き）の障害の大きさを検討した[12]。その結果，頭頂葉と側頭葉の障害で，言語機能は全般的に悪くなっていることが示された（**図3**）。この研究において，損傷の大きさと言語障害の程度との関連も検証されており，小型の損傷では言語障害は生じにくく，中型や大型の損傷でさまざまな言語障害が認められる

図3　言語機能の障害

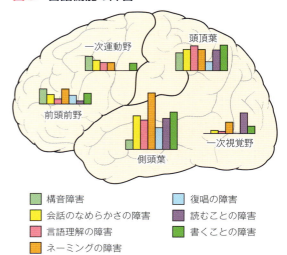

左半球の5つの領域の1つが損傷を受けたときに生じる言語機能の障害の程度を示す。

（文献11をもとに作成）

学習の要点

失語症は言語（language）の障害であり，言語記号の操作障害ともいわれる。リンゴを見て「リンゴ」という単語は出てこないが，それが「リンゴ」という概念は理解している。失語症のため，言葉を使った言語検査は当然低い点数となるが，言葉を必要としない動作性IQは保たれており，失語症＝知的機能の障害ではない。認知症検査である長谷川式知能評価スケールやMMSEは言語検査なので失語症者では認知症が無くても点数が低くなるので，基本的には実施せず，動作性検査であるRCPM（レーヴン色彩マトリックス検査）やコース立方体組み合わせ検査などを行う。足を骨折して歩けない人に，歩行の検査はしない（できない）ということである。

＊IQ：intelligence quotient　　＊MMSE：Mini-Mental State Examination

ことが報告されている。現在では，脳機能イメージング法によって脳の病巣と症状の関係を客観的かつ明確に検証することができる。ブローカ野を損傷するだけではブローカ失語は出現しないこと，ブローカ野に加えて前頭葉の左中心前回が損傷されると，構音障害を伴うブローカ失語がみられることが指摘されている[13]。

このように，脳の損傷部位と損傷の大きさによって，どのような言語動作が障害を受けるかは多様である。

3 概念と知識

- 言語が示す事物や意味をカテゴリーに分類することをカテゴリー化という。未知の言葉を既知のカテゴリーに当てはめることで，その言葉の理解が促進される。
- 知識とは言葉の意味を理解することである。言葉の示す事物や意味は関連する別の言葉とネットワークを形成し，意味記憶として蓄えられている。

概念とカテゴリー

われわれは新しい言葉を覚えるときに，それが食べ物なのか，家具なのか，ゲームの一種なのかといった具合にその言葉で表されるものが何に分類されるかを考える。このような事物の分類を**カテゴリー**とよび，言葉が示す事物や意味をカテゴリーに分類することを**カテゴリー化**という。例えば，イヌは愛玩犬（ペット），介助犬，警察犬といった用途別に分類できる。ペットとしてのイヌにはコリーやダックスフンドというさまざまな犬種があり，それぞれの犬種のなかにさらに詳細な種類がある。また，イヌは哺乳類であり，恒温動物であり，陸に住む動物といった分類もできる。このようなカテゴリーに共通する性質（知識の集まり）は，その事物の概括的な意味を表しており，これを**概念**という。例えば，リンゴの概念は"赤くて丸い木になる甘い果物"と表現できる。事物の概念を獲得すると，初めて出会う未知の言葉でも，既知のカテゴリーに当てはめることで，その言葉の指す事物や意味の理解が促進される。

また，事物1つ1つに詳細な名前をつけていくと膨大になるため，概念としてカテゴリー化することで認知的な負荷を減らしている。例えば，われわれは数百万色を識別できるといわれているが，色を表す言葉（概念）は20個程度である。概念は年代ともに変化することもある。少し前までは，電話は家や公衆ボックスに固定して設置されているものであったが，携帯電話の普及で持ち運べるようになった。これは電話という概念が拡大した例である。

概念体系とプロトタイプ

われわれが概念を形成するときには，概念の典型的な例を考える。この典型例のことを**プロトタイプ**とよぶ[14]。例えば，トリのプロトタイプは，"空を飛んで，くちばしがあり，鳴き声を出す，比較的小さな動物"であり，ハト，スズメやカラスなどが当てはまる。一方で，ダチョウやペンギンはプロトタイプとはいえず，むしろトリの例外といえる。上述したイヌの例のように，概念のカテゴリーは，上位概念，下位概念といった**階層構造**をもつ。その概念体系のなかには，頻繁に使用されて子どもが最初に学習する**基礎水準**がある[15]。基礎水準の例として，リンゴ，ゾウ，アイスクリームが挙げられる。リンゴの

33

上位概念は果物であり，さらにその上位概念には植物や食べ物といったカテゴリーがある。下位概念としては，ふじ，陸奥，紅玉，などのリンゴの品種があり，それらにさらに詳細なカテゴリーがある。このように概念は上位・下位の縦のつながりおよび同水準内の横のつながりによって体系化されていく。こうしてわれわれは多くの言葉を獲得していく。

知識と意味記憶のネットワーク

言葉には意味があり，それを理解することが知識となる。そして，このような知識は**意味記憶**として蓄えられていく。日本に住む大人であれば，「日本の首都は東京である」という知識をもっている。しかし，子どもや外国人にとってこの文章を理解し，知識とするためには，国という概念，首都の意味，東京とは都市の名前でどこにあるのかを知っている必要がある。言葉は体系化された概念のなかに見出すことができ，言葉の示す事物や意味は関連する多くの別の言葉とネットワークを形成して，意味記憶として蓄えられている（**図4**）。

図4　言葉のネットワーク

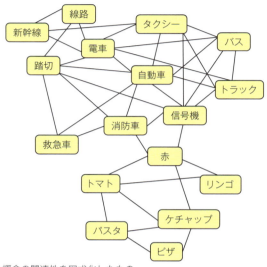

概念の関連性を図式化したもの。

（文献16をもとに作成）

4　思考と問題解決

- 思考には批判的思考や創造的思考がある。
- 問題を解決するために，アルゴリズム方略やヒューリスティック方略が用いられる。

思考

思考とは文字通り考えることである。われわれは何か問題が生じたときに，それを解決しようと思考する。われわれが抱えている問題は，例えば「自転車がパンクした」という単純な問題から，「息子が不登校になった」や「新しい営業戦略の提案」などの複雑な問題まで多岐にわたる。問題を解決するための思考の種類にはいくつかあるが，その代表的なものとして**批判的思考**と**創造的思考**が挙げられる。

批判的思考とは，他者を批判するような思考のことではなく，現状の本質を見極めながら，「本当にそうなのか」を問いかけるような思考の

> **専門分野へのリンク**
>
> 単語には低頻度語と高頻度語があり，より身近なものが高頻度語にあたり，自分の名前や毎日食べているものなどを指す。低頻度語はその逆となる。失語症では喚語困難という症状があり，名詞の想起が難しく，リンゴを見てもリンゴの意味は知っているが，「リンゴ」という言葉が出てこない。失語症でも高頻度語であれば少しは出てくることもあるが，低頻度語では難易度が格段に上がってしまう。このように単語は使用する人の日常生活に関連した距離感をもっているといえる。

ことである。批判的思考は4つの観点で定義されており，証拠に基づく論理的な思考，省察を伴う熟慮的な思考，目標や文脈に応じた目標志向的な思考，複数のプロセスや知識に支えられた統合的思考からなる[17]。これは大学生や社会人が身に付けることを推奨されている思考でもある。

創造的思考は新しいアイディアを生み出すときに用いられ，準備期，孵化期，啓示期，実証期の4つの段階に分かれている。準備期では，課題の環境からあらゆる情報を収集する。孵化期は集めた情報を組み合わせる，過去の情報と照合するなど模索する段階である。啓示期では，休息や無意識的な働きから，突然にアイディアがひらめく。実証期は，得られたアイディアの有効性や実行可能性を検証する時期である[18]。

この4段階のプロセスにおいて，**拡散的思考**と**収束的思考**が必要となる。拡散的思考とは，既存の情報から新しい情報を創造する思考のことで，答えのない問題に対して複数の解答を思考することである[18, 19]。とにかく多くのアイディアを出していく「ブレインストーミング」も含まれる。収束的思考とは，与えられた問題に対して正当な解答に収束させる現実的な思考のことである。いくつかの選択肢のなかから1つしか選べない場合，どれが最も妥当な方法なのかを検討して結論を導く際に収束的思考を必要とする。

問題解決の方法

われわれは日常生活において，小さな問題から大きな問題まで多くの問題を解決しなければならない。**問題解決**とは，目標に到達するために手段や方法を見つけて現状を変えていくことである。問題解決の方法として，いろいろな方法を試すという**試行錯誤法**（トライアル・アンド・エラー法）がある。試す方法が少ない場合や何度でも試すことができる場合は，この方法が採

用されやすい。反対に，問題の本質や奥底にあるものを見通して解決しようとすることを**洞察**という。問題解決を情報処理のプロセスととらえた場合には，**アルゴリズム方略**と**ヒューリスティック方略**がある。

アルゴリズム方略とは，ある手順に従って進めていけば必ず解答にたどり着けるような方法のことである。正しい解答が得られるという長所はあるが，時間と労力がかかる場合にはそれが短所になる。ヒューリスティック方略とは，経験に基づいて簡略的に考え，正しい解答に近いものを導く方略をいう。最も正しい解答を得たい場合には不向きであるが，時間をかけずに能率的に判断したい場合に用いられることが多い。具体例としては，ある家電製品を安く購入したいと考えた場合に，アルゴリズム方略を用いると，価格，送料，ポイントなどを総合して最安値のショップを探すことはできるが，かなりの時間を必要とする。一方，あるショップでは大抵のものが最安値に近いことを経験的に知っている場合は，時間をかけずにそのショップで買い物をすればよい。この方法はヒューリスティック方略に基づいている。将棋や囲碁のAIは，アルゴリズム方略を使ってあらゆる候補手から次に指す最善手を選んでいるが，プロ棋士（人間）はヒューリスティック方略を用いて，最善手と思ったいくつかの候補手から次の指し手を選んでいる。

推論

すでに得られた情報を使って，未知の事柄を予測，推測することを**推論**という。例えば，大学の階段の端で財布を見つけたときに「誰かがそれを落としてしまったのだろう」と考える。これは日常生活で行う推論といえる。推論には，**演繹的推論**と**帰納的推論**がある。演繹的推論とは，一般的な前提から個別の事象の結論を導く推論である。代表的なものとして三段論法があり，

「人間はいつか死ぬ。私は人間である。私はいつか死ぬ。」という3つの命題から構成される。この例では結論は真であるが，偽の結論が導かれる場合もある。

　一方で，個別の事例から，一般的な結論を導くような推論を帰納的推論という。その結論は不確かであり，文字通り推論であり，仮説である。われわれの日常生活において頻繁に使われている推論であり，バイアスがある場合も多い。例えば，天気予報の精度は年々高くなっていると感じられるが，晴れ予報のときでも雨が降る日もある。帰納的な推論をする際には，確率を考慮して判断する場合もある。20人も参加者がいれば1人や2人は集合時間に遅れてくるだろうと考える。ギャンブルやゲームなどでは，これだけ負け続ければ次は勝てるだろうというようにも考える。勝ち負けの確率が1/2である場合でも，それまでの履歴が次の勝負に影響すると考えることは認知的なバイアスを含んだ推論といえる。

臨床に役立つアドバイス

　遂行機能障害という高次脳機能障害があり，前頭葉の障害などで起こることが知られている。日本神経心理学会ホームページでは「遂行機能はLezak 1995の定義によると，目的をもった一連の活動を有効に成し遂げるため，自ら目標を設定し，細かい手順の計画を立て，目標を維持しながら実際の行動を効果的に行う（必要なら修正しながら）能力」と説明されており[20]，これらがうまくできなくなることを遂行機能障害としている。当然ながら，あらゆる記憶力や判断力，注意，意欲など多くの機能を必要とし，買い物や料理，対人関係，仕事などの日常生活に必要な行動を可能にしている。

まとめ

- 言語の獲得における即時マッピングについて説明せよ（☞p.30）。 実習 試験
- 言語動作時に主に使用される7つの脳部位を答えよ（☞p.32）。 実習 試験
- 概念の基礎水準と階層構造について具体例を挙げながら説明せよ（☞p.33）。 試験
- 帰納的推論と演繹的推論の違いについて説明せよ（☞p.35）。 試験

【引用文献】

1) 中島定彦：学習と言語の心理学, 昭和堂, 2020.
2) 岡ノ谷一夫：音声と表情が伝えるもの：コミュニケーション信号の進化, 高次脳機能研究, 38(1)：1-7, 2018.
3) 松沢哲郎：チンパンジーの認知と言語：ヒトとチンパンジーの認知機能の比較, 情報処理, 32(11)：1149-1156, 1991.
4) 榊原洋一：チンパンジーから人への大きな飛躍：言葉の獲得に関して, 認知神経科学, 12(1)：16-19, 2010.
5) Girard-Buttoz C, et al.：Chimpanzees produce diverse vocal sequences with ordered and recombinatorial properties, Commin Biol, 5(410)：1-15, 2022.
6) 福田由紀 編著：言語心理学入門, 培風館, 2012.
7) 針生悦子：子どもの効率よい語彙獲得を可能にしているもの―即時マップを可能にしているメタ認知とその構築にかかわる要因について―, 心理学評論, 49(1)：79-90, 2006.
8) 石坂郁代 ほか編：最新言語聴覚学講座 言語発達障害学, 医歯薬出版, 2023.
9) 田中裕美子：ことばの遅れと言語発達障害, 小児耳, 42(1)：16-21, 2021.
10) 宇野　彰 ほか：特異的言語機能障害児における非言語的認知能力の発達 音声言語医学, 音声言語医学, 40, 388-392, 1999.
11) 佐藤　敬 ほか訳：バイオサイコロジー, p326, 西村書店, 2005.

12）Hécaen H, et al.：Localization of symptoms in aphasia. In AVS. CIBA foundation symposium on the disorders of language, p.222-256, London, Churchill Press, 1964.

13）大槻美佳：言語機能の局在地図, 高次脳機能研究27（3）：231-243, 2007.

14）Rocsh E：Cognitive representations of semantic categories.J Exp.Psychol, 76：165-178.1975.

15）杉村　健：子供のカテゴリー化に及ぼす概念水準と命名水準の効果, 発達心理学研究, 2（1）：1-8, 1991.

16）Collins AM, et al.：A Spreading-Activation Theory of Semantic Processing. Psycholo Rev., 82（6）：407-428, 1975.

17）楠見　孝：批判的思考への認知科学から見たアプローチ, Cognitive studies, 25（4）：461-474, 2018.

18）稲葉光行 ほか：創造的思考を育成するためのコンテクスト創造型協調学習支援システムに関する研究, アート・リサーチ：4, 165-178, 2004.

19）渡辺行野 ほか：芸術教育による拡散的思考を活かした教科横断的な取り組みへの一考察, 文京学院大学人間学部研究紀要, 1（20）：9-18, 2019.

20）日本神経心理学会ホームページ（http://www.neuropsychology.gr.jp/invit/s_suikokino.html）

【参考文献】

1. 永野光朗 ほか編：心理学概論, p84-96, ナカニシヤ出版, 2018.
2. 中島定彦：学習と言語の心理学, 昭和堂, 2020.

1章 心理学

5　心理測定法

1　心理物理学的測定法（物理的指標のデータの取り方）

- 実験を行う際に，操作が可能な変数のことを独立変数とよび，測定が可能な変数のことを従属変数とよぶ。
- 刺激の検出が可能になる境目の値は絶対閾である。
- 識別が可能な刺激の値は弁別閾である。

心理物理学

　われわれのまわりの環境や状況を知覚するとき，必ずしも正しくその環境や状況が知覚と一致しているわけではない。このズレの法則を解明するにはこの知覚されたものをいかに測定するかが重要になる。物理学者であったFechner（フェヒナー）は物理的世界と心理的世界の関連を，実験によって理論づけ，心理物理学的測定法（精神物理学的測定法ともよばれる）への貢献を果たした。これは，被検者に与えられる物理的な刺激に対して被検者がどのような反応をするかを測定することでこの関係を明らかにしようとするものである。

知覚測定の実験

　知覚の測定を主とする実験を行う際には，実験者が操作する要因である**独立変数**とその操作の結果から観測される**従属変数**を明確にした実験計画を立てる必要がある。例えば，錯視図形のミュラー・リヤー（**図1**）を利用し，矢羽の斜線の角度を独立変数，主線（水平の線）が主観的にどれくらいに見えるかという錯視量を従属変数とした実験によると，斜線の角度が狭いほど錯視量が大きくなり（主線が長く見える），矢羽の角度の違いによって主線の長さが異なって見えることが示されている[1]。知覚測定の実験においては，被検者に提示される（与えられる）刺激が独立変数であり，被検者がその刺激の評価をした（回答した）程度が従属変数といえる。

図1　ミュラー・リヤーの錯視図形を使った実験

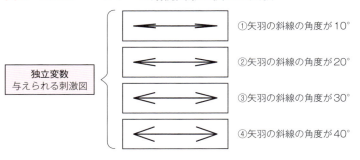

（文献1をもとに作成）

絶対閾と弁別閾

われわれは環境に存在するものをすべて確実には知覚できていない。つまり，小さすぎる物体（ウイルスなど）は肉眼では知覚できず，あるということがわからないが，物体が大きければ知覚することができる。この刺激が知覚できる場合と，知覚できない場合の境目の値のことを**絶対閾**（刺激閾）という。耳で聴き取り得る最小可聴閾値を測定する検査である聴力検査[2]では，聴覚の絶対閾を測定している。また，刺激が変化したとき，その変化を知覚できる量は**弁別閾**とよばれ，これらの絶対閾や弁別閾の測定された値は閾値という。小さい刺激から徐々に大きくしていき，その変化が知覚できないくらいの強度に達した境目の値は**刺激頂**とされる。

補足

刺激頂
　刺激頂を測定するとなると強度が大きすぎるものを提示し続ける操作を要するため，実際に測定することは困難である。これは，刺激頂に達すると感覚器が損傷されるような感覚を伴う場合があることから，倫理的な面においても測定することは望ましくない。

閾値の測定

閾値の測定では，刺激の差異のみの影響を把握するためにその他の要因をすべて同じ条件にしなければならない。また，個人が常に同じ反応をするとは限らないので，以下に紹介するさまざまな刺激の提示の仕方で測定し，その平均をとった平均の閾値（平均弁別閾など）が扱われる。これにより，その刺激がどう知覚されているかを理解することができる。

代表的な測定法

■ 調整法

被検者自身が刺激の大きさを変化させて，刺激（比較刺激）が見えるか見えないか，もう一方の刺激（標準刺激）と同じ長さくらいの位置に合わせる方法である。この方法は主観的等価点（PSE）の測定に適している。この刺激の調整では，被検者が調整することが難しく，刺激を必要以上に変化させすぎてしまうという調整誤差が生じる。調整誤差を少なくするために，明らかに大きな刺激から小さくしていく**下降系列**と，明らかに小さな刺激から大きくしていく**上昇系列**などの方法で，刺激提示の位置や順番を交互に試行して相殺するようにする。調整法に限らず，他の方法でもこの相殺が行われる。

■ 極限法

実験者が刺激の大きさを徐々に変化させて（上昇系列と下降系列によって），被検者に提示してあらかじめ用意した選択肢のなかから反応を選択させる方法である。刺激閾，弁別閾，PSEの測定に適している。弁別閾の1つである触2点閾の測定では，明らかに2点と感じられる大きな間隔を被検者の皮膚上に2点同時に刺激して，間隔を徐々に小さくして反応をみていくとある段階で被検者は1点に感じられる。このときの回答は2点に感じられたら「2点」，1点に感じられたら「1点」という選択肢を設定しておく。

実践!!

臨床に役立つアドバイス

標準純音聴覚検査では，上昇法を用いて検査音を聞こえないレベルから徐々に大きくし，聞こえるレベルを求める。しかし，小児の聴覚検査などではよく聞こえるレベルからはじめないと検査ができないこともあるため，臨機応変な対応が求められる。

用語解説
主観的等価点　ある感覚に対して，2つの刺激が等しいと感じる値のこと。
触2点閾　触覚の解像力の指標であり，皮膚上の離れた2点に同時に触れられたとき，2点の間隔が狭いと1点にしか感じられないが，2点であることが感じられる臨界距離のこと。指などの四肢末梢は，背中や腹部よりもその値は小さい。

＊PSE：point of subjective equality

■ 上下法

極限法の変形型とされ，刺激段階を明らかに判断できるところから始めて，徐々に強度を下げていき（下降系列），被検者に「見える」，「見えない」などで反応を求める。はじめに「見える」と答えていた被検者が「見えない」と答えたときに極限法では刺激提示がストップされてその値が弁別閾だとされるが，上下法では，ストップされずに強度を上げて「見える」と答えたら強度を下げるという操作を行い，被検者の反応が変われば，強度を逆の方向に何度も変化させるという操作を行う。この反応を記録して，あらかじめ設定しておいた回数の反応の変化が起これば測定を終了とする。

■ 恒常法

実験者が刺激の順序をランダムに提示して，反応を求める。極限法と異なり，刺激が徐々にではなくランダムに提示されるため，被検者が次にどれくらいの刺激がくるのか予想することができない。ある刺激に対して反応を回答してもらう際には，前の刺激と比較してどうであったかについていくつかの選択肢のなかから（明るさの弁別閾の測定であれば「明るい」，「変わらない」，「暗い」など）回答してもらう。ランダムに提示されるため，被検者は同じ刺激に対して同じ反応をするとは限らないので，ある刺激に対してある反応が生じる確率を求めて弁別閾を推定する。

■ マグニチュード推定法

被検者に知覚された刺激の大きさを数量的に直接推定してもらう方法である。回答してもらう際には，基準となる刺激（標準刺激）と比較される刺激が被検者に提示される。例えば，標準刺激を100とすると比較刺激はどれくらいに感じるかについて比率での回答を求める。この方法を提案したStevensは，被検者が回答した数値（この場合は比率）の平均値（感覚量）は標準刺激の強度のべき乗に比例するという$E=kIn$（E：感覚量，I：刺激強度，kおよびn：定数）のべき関数が成り立つことを示した[3]。

■ 一対比較法

2つずつの刺激を提示して，2つの刺激を比較してどちらがより強いか（大きいか，明るいかなど）をすべての刺激のペアにおいて判断してもらう方法である。これらの大小関係のデータを基にして，すべての刺激を1次元の連続体上に位置付けて理解することができる。測定するものの尺度水準の違いによって被検者がどちらの刺激を選択するのか，得点化しながら選択するのかなどの方法のバリエーションが存在する。

■ 順位法

複数の刺激を提示して，対象に対する何らかの指標（大きさなど）を実験者が設定して伝えて順位付けを行ってもらう方法である。順序尺度を得ることができる。

■ 評定尺度法

刺激を提示して心理的連続体上で判断してもらう方法である。これは間隔尺度を想定しており，刺激の強度に応じて数段階の1次元上の選択肢（「1．非常に暗い，2．やや暗い，3．どちらでもない，4．やや明るい，5．非常に明るい」など）のなかから1つを選択してもらう。

補足
尺度水準
　尺度は何らかの心理的な現象に数値を割り当てることであり，これらはスティーブンスによって提案された[3]。この水準によって統計処理の方法が異なることを理解しておくとよい。
- 名義尺度：名義的に（便宜的に）数値をつけるような対応の仕方であり，この数値には大小関係などの数値的な意味をなさない尺度であり，分類などに利用される（例：体重の100kg未満の選手を「1」，100kg以上の選手を「2」とする）。
- 順序尺度：測定の値の間の大小や高低関係のみを表す尺度（例：1番体重の重い選手を「1」，その次に重い選手を「2」とする）。
- 間隔尺度：順序尺度に加えて等間隔な意味をもち，差を比較することが可能な尺度（例：ある選手を持ち上げてみて，その体重について「1」かなり軽い，「2」軽い，「3」どちらでもない，「4」重い，「5」かなり重い，というように評価する）。
- 比例尺度：間隔尺度に加えて絶対零点が存在し（ゼロ以下はない），測定の値の間の倍数も扱うことが可能な尺度（例：ある選手の体重は「102」kg）。

　なお，名義尺度＜順序尺度＜間隔尺度＜比例尺度の順に数量的情報量が多くなり，適用できる統計的解析法が多くなる傾向がある。

2　テスト理論（心理的指標のデータの取り方）

- 個人のテスト結果から集団のなかでどの位置にいるかを把握することができるテストは標準化テストである。
- 心の状態を測定する標準化テストは心理測定尺度である。
- 古典的テスト理論では，測定値は真の得点と誤差から成り立つという考えに基づいている。
- テストで測られた値が正確かどうかという概念を信頼性という。
- テストで測られた値が測りたいものを測っているかという概念を妥当性という。

標準化テスト

　知能検査や性格検査などとよばれる心の状態を測るテストは，規準の得点分布に基づいて回答した個人の得点と比較しながら，その個人は集団の平均的な人に比べて知能が高い，外向的な性格傾向を示しているなどの解釈が可能となる。このような解釈ができるのは，標準化の手続きがとられた**標準化テスト**[4]であるためである。標準化テストはいつどこで回答しても得点の意味が同じになるようなテストであり，テストを作成するには予備テストを踏まえて測られる得点の性質について十分に検討する必要がある。

標準化テストの作成手順

　標準化テスト（**心理測定尺度**）の作成は以下のとおりに行われることが多い。

①テスト計画の立案

　まずは測定しようとする内容をより概念的，理論的に，事実上の本質的な特徴を取り出して作られた思考（**構成概念**）を明確にしていく。これに合わせてテスト形式（検査時間，実施方法，必要な道具，回答用紙・器具の有無などのテス

> **実践!!** 臨床に役立つアドバイス
>
> InBody測定のように自動的に体組成を測定してくれる装置もあるが，スパイロメータや心理検査の一部では，患者の努力を相当必要とするものもある。このような検査では患者に最大限頑張ってもらわないと最大機能が測定できない。高齢者や認知症患者などでは非常に困難で，患者のそのときの体調だけでなく，検査者の熟練度や声かけや励まし，信頼関係などが検査に影響を及ぼすことがある。

ト作成・実施に必要な資源の見積もり)を決定する。

②項目の作成

測定しようとする構成概念を反映できる具体的な項目の文章を考案する。このとき,測定対象者の集団から自由記述やインタビューなどでデータを収集・整理したり,これまでに研究者達が検討してきた類似情報(論文など)からできるだけ多くの質問項目の案を考える。質問項目の文章を調整する際には,測定目的に照らして適切な形式や表現をするように配慮することが重要である(これを**ワーディング**とよぶ)。そして,この項目に対してどのような,またいくつのなかから選択回答するのかという選択肢も設定する。

③予備テスト

②で作成した項目群を試作版として,測定対象となる被検者(テストを受ける人)と同質の人々に大量の**サンプルサイズ**が得られるように実施する。

④項目分析と項目選定

予備テストの統計的分析結果を基に不適切な項目を除外したり,改良を行うことで最終的にテストで使用する適切な項目を選定する。その際には,**信頼性**や**妥当性**を高めるための項目について統計学的手続きを経て選定することが重要である。

⑤集団規準の作成

集団のテスト得点の分布をもとに,解釈するための規準を作成し,被検者のテスト得点に基づき解釈や意味付けができるようにする。

以上の手続きで作成された標準化テストは,個人のさまざまな能力や特徴を多角的に測ることができ,その個人を理解するのに役立つ。しかし,テストで得られた結果はその人の限定した能力や特徴の一側面にすぎない。結果を過信し,レッテルを貼り他の特徴を見逃すようなことはあってはならない。これをよく理解したうえで標準化テストを作成・実施し,結果を利用する際にも慎重になることが重要である。

テスト測定の理論(テスト理論)

集団の状況や個人の相対的な位置を把握することがテストを実施することの目的であり,テスト開発に携わる研究者はいかに真の能力や特性を測定するかに尽力している。しかし,実際に測定されたテストの得点は必ずしも真の値を反映したものではなく,その測定された値のなかには,適当に回答したものや間違って解釈して回答したものなどのエラー,すなわち誤差が含まれていると考えられる。古来のテスト測定の分野(**古典的テスト理論**)においては,測定値(テスト得点)は真の得点と誤差得点からなるとし(**図2**),測定結果にどの程度の誤差が含まれ

図2 古典的テスト理論での測定モデルの考え

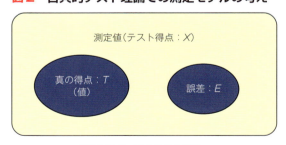

テスト得点=真の得点+誤差
$X = T + E$
X:テスト得点(測定値)
T:真の得点
E:誤差

| 用語解説 | **ワーディング** 言葉遣い,言い回しという意味。質問項目の文章で使う言葉や聞き方に注意しないと回答者が勘違いしたり,テスト実施者の意図と異なった受け取り方をしたりしてしまい,回答にゆがみが生じてしまう。
サンプルサイズ 母集団から抽出される標本のデータ数のこと。予備テストでの項目分析の際に理想とするサンプルサイズは400ほどあれば十分ともいわれるが,項目分析の種類によっては安定した解が得られるサンプル数は異なる。検定分析に応じたサンプルサイズの算出は検定力分析を利用して決定することができる。 |

ているのかを仮定した理論的枠組みが示されてきた[5]。古典的テスト理論における主な検討事項は信頼性や妥当性などである。

信頼性

信頼性は測定値の安定性・一貫性・正しさを表している概念であり，測定値がどれだけ正確であるかを示している。信頼性の程度を表す指標を**信頼性係数**という。

代表的な信頼性係数の測定法

■ 再テスト法

同一のテストを時間をあけて2度実施し，相関係数を求めて信頼性を推定する方法である。しかし，被検者に1度目のテストの学習効果が生じてしまうと，2つのテストが独立である条件を満たすことが困難になる。妥当性と併せて検討することが求められ，相関係数が高ければよいというものではないが，心理領域の報告論文では$r=0.50$を下回ると不十分だと評価されることが多い[6]。

■ 平行テスト法

測定内容や形式，困難度は同一であるが，項目そのものは異なるテストを2つ用意して，2つの測定値の相関係数を求めて信頼性を推定する方法である。2つのテストが確かに同一性を確保しているかが重要となる。

■ 折半法

すべてのテストの質問項目を2つに分け，それぞれの合計点の相関係数を算出する方法である。このとき，Spearman-Brown の公式を適用して相関係数を算出することが多い。信頼性係数はテストの質問項目の分割の組み合わせによって変わることが懸念点である。

■ α係数

最もよく利用されており，内的整合性（各項目が同じ構成概念を測っているか）の指標であると主張した Cronbach のα係数が有名である。α係数は折半法の発展系であり，折半法によるすべての信頼性係数の平均と一致する。α係数には0.8や0.9以上であれば（最低0.7以上など）信頼性を確保するという議論がされていることが多いが，この大きさに明確な意味をもたらしにくいのではないかという指摘もある。

妥当性

妥当性は，そのテストが本当に測りたい構成概念をどの程度測っているかを示す概念である。基準関連妥当性，構成概念妥当性，内容妥当性に分けられる。

代表的な妥当性の評価法

■ 基準関連妥当性

あるテストの測定値がそれと関連すると理論的に考えられる外的基準とどれほど関係するかをとらえるものである。よく利用されている視点であり，1950年当時の基準関連妥当性は構成概念の定義そのものとして扱われていた。外的基準（他の関連するテストの結果）の相関係数によって評価され，外的基準の測定がテストの実施と同時になされる評価は**依存的妥当性**，テストの測定の後に得られる外的基準でなされる評

🅢 専門分野へのリンク

バイアス（bias）

バイアスとは偏見や先入観などを意味する用語である。研究ではこのようなバイアスを取り除かなければならない。例えば，いくつかの食べ物について塩味や酸味をどの程度感じるのかを測定する場合，食べる順番により味覚の影響を受けることが推測される。そのような場合，食べる間の時間を長くしたり，飲水をしてもらったり，ランダム（順不同）にするなど，できるだけバイアスを取り除くよう工夫する。

価は**予測的妥当性**とよばれる。

■ 構成概念妥当性

　測定の背後に何らかの仮説的な構成概念が存在すると考え，構成概念間の関係を予測して評価を行う妥当性である。テスト得点と他のテスト得点の相関係数や，異なる属性の被検者間の平均値の比較，テスト項目で因子分析を行い因子構造を確認するなど関係性を検証できるような分析を行い評価する。理論的に似た概念が関連している場合には**収束的妥当性**，理論的に似ていない概念が実際に関連していない場合は**弁別的妥当性**とよばれる。

■ 内容的妥当性

　テスト項目の内容が構成概念を反映しているかどうかをとらえるものであり，この構成概念を理解している専門家が考える内容と一致しているかを複数の専門家が主観的に判断して，論理的に検討する。しかし，この一致の程度は一種の観察データで専門家の主観が入るものになる。

補足

因子分析

　多変量解析の1つであり，テストの項目にまたいだ共通した項目の変動要因を因子負荷量という量的指標によって影響力を検討する手法である。構成概念の測定を目的として尺度作成が行われる場合に，検索的因子分析や確認的因子分析を適用して因子構造を確認して，尺度得点について信頼性や妥当性の検証を行うプロセスでよく利用されている。

項目反応理論（IRT）

　古典的テスト理論では，あるテスト得点が得られた原因は，その被検者の能力を反映しているのか（能力が低いのか），もしくはテストの質を反映しているのか（テストが難しいのか）が不明であったという点，異なる状況に置かれた2群の人々の属性を表現の異なる項目や異なる項目数のテストで測定することは，たとえ同じ構成概念であってもできない点などが問題視されていた。これらの問題を解決するために提案されたのが，Load^{ロード}らが理論体系を示した**項目反応理論**である。

　IRTによれば，被検者の特性値を構成概念として扱うことで特定の被検者集団に依存せずに被検者母数と項目の性質を推定することが可能になる[7]。そのため，能力と困難度（テストの難易度）を切り離して評価したり，能力別の測定の精度の把握，さらに，さまざまな集団で作成された難易度の異なるテスト得点を比較することが可能となる。近年，心理学研究やテスト開発の実務の現場において適用事例が増加，実用化されてきており，大学入学希望者の選抜試験などの議論でも利用されている。

＊IRT：item response theory

3 データ解析法(データ収集後の処理の仕方)

POINT
- データの種類は質的データと量的データに分けられる。
- 要約統計量は、代表値、散布度、関連度を算出するとよい。
- 母集団からデータの一部を抽出することをサンプリングという。
- 仮説検定を行う際には、帰無仮説と対立仮説を設定する。

質的データと量的データ

目的や仮説に応じて設定されて集められたデータは**質的データ**と**量的データ**に分けられる。質的データは分類する値であり、数量的な意味合いがなく、言葉や文字で表されているデータである。インタビューや調査で得られたテキスト情報や、名義尺度や順序尺度から得られるデータも当てはまる。量的データは、数量的な意味合いがあるデータである。数字や数値で表現され、ある基準を設定して特徴を計量できるものにしたものを指す。間隔尺度や比例尺度から得られたデータも当てはまる。質的なのか量的なのかのデータの違いによって処理の仕方が異なる（**表1**）。

ここでは、量的データの解析法について紹介するが、質的データもその質的な情報を量的変数に置き換えて分析する手法[8]や量的データを質的に分析する方法[9]などが開発されており、工夫次第で多面的な統計的検定が可能である。

データ解析のプロセス

実験や調査などで収集したデータは、①データの入力、②記述統計（要約統計量）の算出、③統計的分析（検定）と仮説の検証という手順で解析が行われる。

①データの入力

データ処理は、まず何らかの形で収集したデータをコンピュータに入力することから始まり、統計処理のプログラムを実行する。使用する統計ソフトウェアによりデータ入力の方式が異なるが、プロフィールデータの場合は、1行ごとに被検者のデータを入力し、変数は列ごとに入力することが通例である（**表2**）。

臨床に役立つアドバイス

臨床で疑問が生じ、教科書や文献などを見てもよくわからないことに遭遇することがある。臨床の疑問はクリニカル・クエスチョン（CQ）といい、研究の出発点ともいえる。この疑問について現在どのくらい判明しているのか（先行研究）、それを明らかにする意義がどのくらいあるのかなどを検討し、研究へとつなげていく。

表1 質的データと量的データ

	質的データ	量的データ
特徴	・数量的な意味合いがない ・言葉や文字で表現 ・名義尺度や順序尺度	・数量的な意味合いがある ・数字や数値で表現 ・間隔尺度や比率尺度
例	・女性を「1」、男性を「2」と分類したデータ ・調査の自由記述で得た文章（テキスト）の回答	・女性の数「200」名、男性の数「165」名というデータ ・身長、体重

＊CQ：clinical question

表2　プロフィールデータの入力例

[点]

ID	数学	国語	理科	社会	英語
1	52	60	40	85	96
2	62	78	88	75	73
3	55	34	70	25	60
⋮	⋮	⋮	⋮	⋮	⋮
300	73	80	75	80	82

表3　クロス表の例

[人]

	うどん	そば	計
東日本出身	133	267	400
西日本出身	348	215	563
計	481	482	963

「うどんとそば，どちらが好きか」という問いに対する回答（食べ物×地域）

補足

データの入手
　自ら新たに収集したデータだけではなく，政府の統計調査などの公表されているデータも研究に利用される。

統計処理のプログラム
　速く，正確に分析することが可能であり，有償のソフトウェア（IBM社のSPSSなど）や無償配布のソフトウェア（R，R Studio，HAD）がよく利用されている。

データの形式
　データの形式は以下の4つに分類される。
- 近接性（親近性）データ：行と列に同じ対象が並ぶ形式のデータ。
- 優劣（優越性）データ：ペアごとに相互関係が求められる形式のデータ。
- プロフィールデータ：個人に対して実施した複数のテストの結果形式のデータ。
- コンジョイントデータ：いくつかの要因が組み合わされたセルに従属変数として値がある形式のデータ。

②記述統計（要約統計量）の算出

　まずは収集したデータ全体の傾向を把握するため，度数分布やヒストグラムで図式化して整理する。このとき，データを入力した際の入力ミスもチェックすることが可能になる。例えば，1〜5の5段階の数値で回答を求めていた変数で，誤って6という数値が入力されていれば，度数分布の系列に6が追加された形で表示されるため，その6と入力された個別データを見つけ，元データファイル（実験データ表や調査票）で確認するとよい。分布の形をおおまかに確認することで，分析手法の選択や分析後の解釈にも役立つ。質的な変数の関連にはクロス表（**表3**）が用いられる。

　次に数量的にデータ全体の傾向を把握するため，数値による記述を行う。要約された値のことを

要約統計量とよび，以下の3つの指標の値がある。

代表値：データの中心的な位置を示すもの。平均値，中央値，最頻値がある。

散布度：データのちらばり（ばらつき）を示すもの。平均偏差，分散，標準偏差，範囲，四分位範囲，尖度，歪度がある。

関連度：2つの変数の関連を示すもの。相関係数（順序尺度の場合は，順位相関係数）がある。

③統計的分析（検定）と仮説の検証

　記述統計では，手元にあるデータの内容を把握することを目的としていたが，このデータをもとにしてある理論を構築したり，効果的な手法（治療方法など）を提案するためには，測定対象となる集団全体でもこの傾向がみられるのかを確認しなければならない。つまり，手元のデータ以外の対象集団全体について推測するという推測統計を行う必要がある。推測統計では，実際に得られたデータは標本として母集団から一部を抽出（**サンプリング**）してきたものだという前提で，標本のデータから得られた統計量を利用して，それが母集団にも当てはまるのかどうかを確率的に表す（**図3**）。この当てはまるかどうかの検証方法の1つが統計的仮説検定であり，これは心理学研究の現場で伝統的に使われてきた。

統計的仮説検定

　統計的検定は，①仮説（帰無仮説と対立仮説）の設定，②確率の算出，③帰無仮説の棄却また

図3　推測統計の考え方

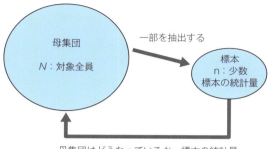

一部を抽出する際，偏りがないように抽出することが重要である。母集団のどの要素についても等しい確率で選ぶという無作為抽出を行うことが求められる。これをランダムサンプリングとよぶ。

図4　棄却域

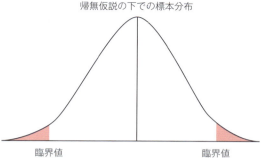

ピンク色で示した領域が棄却域である。棄却域は合わせて5％または1％となる。

は採択の決定の手順で行われる。

①仮説（帰無仮説と対立仮説）の設定

母集団についての理論的に考えられる仮説を立てる。このとき，**帰無仮説**と**対立仮説**の2つの仮説を設定する。帰無仮説は「条件間（群間）に差がない」，「ある介入の効果がない」などの研究上の仮説とは逆の仮説を立てることが多い。その帰無仮説を棄却することによって逆の説（対立仮説）を採択することになり，「差がある」，「効果がある」ということを主張できる。なお，帰無仮説は検定をする仮説であるため，検定仮説ともよばれる。

②確率の算出

標本から得られたデータ特徴が母集団に当てはまる確率はどの程度かを表すため，標本から検定統計量を算出する。代表的な検定統計量にはt，x^2，Fなどがあり，この検定統計量の実現値が標準正規分布のどこに位置するのかを確認する。

③帰無仮説の棄却または採択の決定

検定統計量の実現値が帰無仮説の標本分布の

棄却域に入っていれば帰無仮説を棄却し，対立仮説を採択する（棄却域に入っていなければ帰無仮説を採択する）。棄却域は極端な値をとる領域（偶然では起こりえない確率）を意味し，伝統的にその確率の水準は5％や1％で設定されている（**図4**）。この水準は**有意水準**（**危険率**）とよばれている。この極端な値をとる確率そのものはp値とよび，このp値が5％や1％よりも小さければ「有意である」と表現される。

統計的仮説検定の具体的な検定方法（分析方法）は研究目的や，尺度水準，変数の種類，母集団の分布を正規分布として仮定するかなどによって異なる。そのため，実際に統計的仮説検定を実施する際には，測定データに応じた適切な検定方法を選択しなければならない（**表4**）。

> **学習の要点**
> A町とB町のそれぞれの住民に対し，身長と体重を比較する研究を行うとする。この際，男女差や子供，大人などの区別は非常に重要である。身体の小さい子供や女性が多くいる群で身長や体重が小さくなることが推測されるためである。しかし，BMIの比較であればそのような身体の大小は取り除くことができる。取り扱うデータや比較するデータの種類などもよく考えることが重要である。

＊BMI：body mass index

表4　主に用いられる分析例

独立変数	従属変数	分析例
量的変数	量的変数	相関分析または重回帰分析
質的変数	質的変数	x^2検定
質的変数	量的変数	t検定または分散分析
量的変数	質的変数	判別分析

ここでの量的変数とは、間隔尺度以上の水準のもの、質的変数とは名義尺度・順序尺度を指す。

> **補足**
> **棄却域**
> 　棄却域を分布の両裾にとる場合を両側検定、片側だけにとる場合を片側検定という。両側検定は「どちらも極端な場合は棄却する」ときに用い、片側検定は「あらかじめ片方の極端な場合だけを考慮し、棄却する」ときに用いる。

主な統計解析手法

　心理学で主に用いられている統計解析法には以下のようなものがある。

■ t検定

　2群のデータの母集団の母平均が同じかどうかを検定するものであり、t分布という確率分布を利用した検定である。このt検定には「**対応のないt検定**」と「**対応のあるt検定**」の2種類があり、この違いによって適用できる式が異なる（**表5**）。

■ 分散分析

　3つ以上の平均値の差を検定する方法である。分散分析は要因の数の違いや対応のあり・なしの違いにより分析のパターンが異なる（**表6**）。2要因以上の分散分析では、要因の**主効果**（要因の単独の影響）と**交互作用**（要因の組み合わせによる影響）が検定の対象となる。

■ 重回帰分析

　ある変数によって別の変数が決定されるかという把握を行う方法が回帰分析である。2つの変数x, y間の直線的な関係を回帰式に予測する手法を**単回帰分析**といい、**重回帰分析**は複数の説明変数から目的変数を予測する場合に適用される。

■ 因子分析

　作成した尺度項目群がいくつかの構造（下位尺度）に分けることができるのかについて手がかりが与えられる手法が因子分析である。因子分析は知能テストの解析により発展し、性格検査や多肢選択式の質問項目などの分析に使われている。因子分析では、変数群の背後に因子という少数の潜在的な変数があると仮定し、実際の観測された変数はその因子得点の重み付き合成得点であると考えられている。

> **専門分野へのリンク**
> **ランダム化比較試験（RCT）**
> 　信頼性の高い研究手法にランダム化比較試験（RCT）がある。研究の対象者を無作為（ランダム）に2つ以上のグループに分け、治療法などの効果を検証することである。効果を公平に比較できるため、信頼性が高い試験とされる。

＊RCT：randomized controlled trial

表5　t検定

	対応のないt検定 （2つの平均値間が独立である）	対応のあるt検定 （2つの平均値間が独立ではない）
2群の関係	無関係	正の相関がある
実験計画	被検者間計画（分けられた2群の被検者グループ）	被検者内計画（同じ被検者が複数の条件を経験する）

例（対応のないt検定）：Aグループとbグループの体重を比較するとき

	グループ	体重
てつや	A	102
ひろむ	A	88
しんご	A	100
ようた	A	103
たけし	A	83
ひろし	B	101
とおる	B	115
ともひろ	B	100
しょうた	B	103
さとし	B	108

例（対応のあるt検定）：ランニング前と後に体重を測定し前後の体重を比較するとき

	ランニング前 の体重	ランニング後 の体重
てつや	102	101
ひろむ	88	85
しんご	100	102
ようた	103	102
たけし	83	83

手順

2つのデータの分母数が等しいかどうかを検定する（等分散性の検定）
等分散である場合→t値を求める，等分散でない場合→Welchの方法

t値の計算式（対応のないt検定）

$$t = \frac{|\overline{X}_1 - \overline{X}_2|}{\sqrt{\dfrac{n_1 SD_1^2 + n_2 SD_2^2}{n_1 + n_2 - 2}\left(\dfrac{1}{n_1} + \dfrac{1}{n_2}\right)}}$$

t値の計算式（対応のあるt検定）

$$t = \frac{\left|\dfrac{\sum_{i=1}^{n} D_i}{n}\right|}{\sqrt{\dfrac{\sum_{i=1}^{n}(D_i - \overline{D})^2}{n-1}\left(\dfrac{1}{n}\right)}}$$

Dは対応する2つのデータの差。$\overline{D}$はその平均値

表6　分散分析のパターン

要因A（2水準以上）	要因B（2水準以上）	要因計画	SPSSでの分析名
対応なし	―	被検者間要因	一元配置分散（被検者間計画）
対応あり	―	被検者内要因	一般線型モデル反復測定（被検者内計画）
対応なし	対応なし	被検者間要因×被検者間要因	一般線型モデル1変量（被検者間計画）
対応なし	対応あり	被検者間要因×被検者内要因	一般線型モデル反復測定（混合計画）
対応あり	対応あり	被検者内要因×被検者内要因	一般線型モデル反復測定（被検者内計画）

まとめ

- 絶対閾と弁別閾の違いを説明せよ（☞ p.39）。 試験
- 閾値の測定の際の下降系列と上昇系列による刺激の提示法はどのようなものか（☞ p.39）。 試験
- 間隔尺度を想定して刺激を提示し，それを判断してもらう方法はどのようなものか（☞ p.40）。 試験
- 標準化テストは何を目的に実施されるものか（☞ p.41）。 試験
- 項目分析の信頼性と妥当性の違いについて説明せよ（☞ p.43）。 試験
- 統計的分析の手順はどのようなものか（☞ p.46）。 試験
- 被検者間計画と被検者内計画の違いについて説明せよ（☞ p.49）。 試験

【引用文献】

1）Lewis, E. O. : Confluxion anc contrast effects in the Müller-Lyer illusion. British Journal of Psychology, 3, 21-41, 1909.
2）山下公一 ほか：語音聴力検査, Audiology Japan, 51, (3), 167-176, 2008.
3）Stevens, S. S. : Mathematics, measurement and psychophysics. p1-49, In Stevens, S. S.(ed.), Handbook of experimental psychology, 1951.
4）光永悠彦 編：テストは何のためにあるのか 項目反応理論から入試制度を考える, p77-87, ナカニシヤ出版, 2022.
5）丸山久美子：心理学的誤差の概念について, 科学基礎論研究, 15, (2), p77-86, 1981.
6）小塩真司：心理尺度構成における再検査信頼性係数の評価－「心理学研究」に掲載された文献のメタ分析から－, 心理学評論, 59(1), p68-83, 2016.
7）豊田秀樹：項目反応理論[入門編] テストと測定の科学, 朝倉書店, 2002.
8）樋口耕一：テキスト型データの計量的分析－2つのアプローチの峻別と統合－, 理論と方法, 19(1), p101-115, 2004.
9）矢守克也：量的データの質的分析－質問紙調査を事例として, 質的心理学研究, 14, p166-181, 2015.

【参考文献】

1. 市川伸一 編：心理測定法への招待 測定からみた心理学入門, サイエンス社, 1991.
2. Weinstein, S., : Intensice and extensive aspect of tactile sensitivity as a function of body part, sex, and laterality,. p195-218, In Kenshalo, D. R (ed.), The Skin Senses, Sprigfield, 1968.
3. 村上宣寛：心理尺度のつくり方, 北大路書房, 2007.
4. 宮本聡介 ほか編：質問紙調査と心理測定尺度 計画から実施・解析まで, サイエンス社, 2014.
5. Lord, F. M. et al. : Statisical Theories of Mental Test Scores, Addison-Wesley, 1968.
6. Neyman, J. et al. : On the problem of the most efficient tests of statistical hypotheses. Philosophical Transactions of the Royal Society of London, Series A, 231, p289-337, 1933.

1章 心理学

6 発達・パーソナリティ

1 発達とは

- 成長とは異なる概念であるヒトの発達に影響を及ぼす要因として遺伝と環境があり，現代は，この2つが相互に影響を及ぼし合っていると考えられている。
- ヒトの連続的な変化である発達を発達段階として区分することで，それぞれの段階における発達課題を認識し，教育目標として設定できる。

発達

発達とは，受精してから死を迎えるまでの一連の連続的な変化のことを指す。つまり，発達には，青年期あたりまでのヒトの心身の能力が増大していく上昇的な変化だけでなく，加齢に伴い，心身の能力が減衰していく下降的な変化も含まれる。なお，発達と似たような言葉として成長があるが，こちらは身長や体重などの身体的・生理的側面の量的変化のことを指す。

発達に影響を与える要因

発達に影響を与える要因には遺伝と環境がある。現代は遺伝と環境の2つが相互に影響していると考えられているが，以前は，遺伝，環境のどちらかが主に影響していると考えられていた。例えば，成熟という遺伝的な要因によって決定される要素を重視していたのが**成熟優位説**である。この成熟優位説を提唱したGesell（ゲゼル）らは，一卵性双生児TとCに対して階段登りの訓練を行い，この説の妥当性を証明している[1]。さらに，ゲゼルは訓練，つまり学習が効果的に達成されるためには，個体の内的な準備状態である**レディネス**が整う必要があり，これが成熟によって規定されるとしている。ゲゼルらの実験を例にとると，階段登りにおいては腿の筋肉の成熟がレディネスであり，生後46週という腿の筋肉があまり成熟していない状態で訓練してもその効果は認められにくいことを意味する。つまり，子どもの発達を支えるために養育者は子どもにさまざまな援助を与えていくが，この援助を与えるのに適切な時期があるということである。早い段階から援助を与えればよいというわけではない，ということになる。

先述のとおり，現代では遺伝も環境も発達に影響を及ぼすと考えられている。例えば，Stern（シュテルン）による**輻輳説**では，ヒトの形質のさまざまな側面で遺伝的要因と環境的要因が加算的に作用していると考えられている[2]。Jensen（ジェンセン）は，遺伝的特性が顕在化するためにはそれに応じた一定の環境条件が必要となり，どの程度の環境条件が必要となるかは特性によって異なると考え，**図1**に示したような**環境閾値説**を提唱した[4]。身長などは，栄養を与えないといったきわめて貧困な環境であったとしても自分がもつ遺伝情報に従ったものとなる。それに対して絶対音感などは，幼少期に音楽に触れさせないと，いくら遺伝的特性があってもそれが現れることはないとしている。

近年，発達は遺伝子や環境などが相互に影響し合う多層の水準で階層的に組織されていると

図1　ジェンセンの環境閾値説

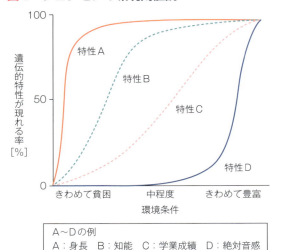

A〜Dの例
A：身長　B：知能　C：学業成績　D：絶対音感

（文献3をもとに作成）

いうシステム論の考え方もみられる。Gottlieb（ゴットリーブ）は，**図2**に示したような**発達心理生物学的システム**の枠組みを提唱した[5]。発達心理生物学的システムでは，遺伝情報は神経系の構築をとおして行動に関与し，行動は環境に働きかける。それと同時に遺伝的特性の発現といった遺伝子の活動は，環境を含む他の水準の影響を受けるとしている。例えば，ホルモンの流れは，どれくらい日光に当たったのか，どれくらい栄養を摂ったのかという環境や行動の影響を受ける。つまり，発達は受精直後の遺伝子の影響から始まり，遺伝活動，神経活動，行動，環境の4つの水準における相互作用が一生続くということであり，ヒトの認知と適応行動は，これらの水準の間の相互作用の結果として生じると考えているということである。

> **補足**
> **ゲゼルらの実験内容**
> 　TとCは一卵性双生児なので遺伝情報は同じである。このTとCに対して，ゲゼルらは階段登りに対する訓練の与え方を異ならせた。Tには生後46～52週までの6週間，1日10分，階段登りを訓練した。一方，Cは53週目より同様の訓練を行った。その結果，Tは6週間の訓練を経て26秒の速さで階段を登れるようになり，52週目まで訓練を受けていなかったCは53週目の時点で45秒であった。ところが，Cはその後の2週間の訓練というTに対する6週間の訓練よりもはるかに短い訓練期間で，わずか10秒で階段を登れるようになったのである。

発達段階

ヒトの発達の過程は，乳児期，児童期，青年期などと区切られることが多いが，発達は連続的に絶え間なく進行する事象である。子どもが急に大人のような思考ができるようになるわけではなく，徐々に変化していく。その意味では，乳児期，児童期，といったようにヒトの発達の過程を区切ることは無理があることかもしれない。しかし，ある時期の特定の機能の特徴が前後の時期のそれとは異なる場合，その時期を1つの段階として区分することはできるし，区分することに意味がある。

図2　発達心理生物学的システムの枠組み

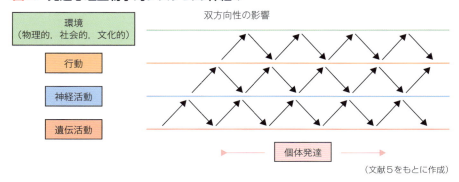

（文献5をもとに作成）

まず，区分することで乳児期の子どもは〇〇や△△はできる，といったように，その時期における子どもの全体的な特徴を直感的にとらえられるようになる。さらに，それぞれの段階を繋げていくことにより言語機能の獲得といった，緩やかな連続的な心身の機能の発達における変化の過程を把握しやすくなる。そして，それぞれの段階の特徴が把握されることで，発達の目安や各段階で達成すべき課題を知ることができるようになる。このような課題を発達課題という。つまり，絶え間なく進行している発達を区分していくことにより，それぞれの年代で達成すべき課題を明確にできるのである。また，それを教育目標として設定し，達成を目指していくように，年齢にあったかかわりの内容を考えられるようになる。

2 発達の諸理論

- Piaget（ピアジェ）は4つの発達段階（感覚運動期，前操作期，具体的操作期，形式的操作期）を設け，ヒトはその過程でシェマを作り変えながら知的発達していくとした。
- Erikson（エリクソン）はヒトの自我発達を8段階に分けてとらえるとともに，各発達段階に主題を設定した。

ピアジェの発生的認識論

　ピアジェは，ヒトが周囲の環境に自ら働きかけることをとおして能動的に知を構成していく過程をヒトの知的能力の発達ととらえ，その過程を4つの段階に分類した[6,7]。その過程で，外界をどうとらえるかに関する，個体がもっている一般的な認知の枠組み，あるいは行動体制が作り出される。これをシェマという。そして，ヒトは同化と調節を行いながら，より高次なものへとシェマを作り変えていくとしている。同化とは，既存のシェマを用いて外界の情報を自分の中に取り入れていくことを意味し，調節とは，既存のシェマでは外界の情報を上手く取り入れられない場合に，シェマ自体を修正していくことを意味する。また，同化と調節を行いながらより高次のものへとシェマを作り変えていくなかで，ある認識をさらに安定したものにしていくプロセスを均衡化という。

　ピアジェが示した発達段階の1つ目は2歳ごろまでの感覚運動期であり，以降，前操作期，具体的操作期，形式的操作期となる。

　感覚運動期は自らの運動と感覚をとおして外界の情報を取り入れていく段階となる。そのため，思考の対象は身体的に働きかけられるものや目の前にあるものに限られる。例えば，ゴムボールを握ると，子どもは心地よさを感じ，ゴムボール以外の物まで握って心地よさの違いなどを確かめていくことになる。これが同化である。一方，栗など棘のあるものを握ると痛みを感じる。その結果，握るをつまむに変えていく必要性が生じる。これが調節である。このように，感覚運動期では自らの運動や感覚をとおして外界に適応していく。なお，その次の前操作期からは，自分の頭の中のイメージである表象を用いて外界に適応していくことになる。ただし，2～7歳の前操作期の段階ではまだ表象を適切に操作することはできない。そのため，この段階の子どもの思考においては，ものの1つの側面にしか注意を向けることができない中心化がみられる。例えば，子どもの目の前でコップの水を細長い

グラスに入れ替えたとしても，この段階の子どもは底面の大きさの変化を考慮できず，水の液面の上昇といった見かけだけで，グラスの方の水の量が多いなどと言ってしまう。これはこの段階の子どもが対象の見た目が変わっても，量や数などの対象の性質は変わらないことの理解を指す保存の概念を獲得していないことを意味する。そのほか，この段階では自分と他者の視点の区別がついておらず，自分と異なる視点に立って外界をとらえることが難しい自己中心性もみられる[8,9]。

12歳ごろまでの具体的操作期になると，脱中心化し，物事を多面的に見ることができるようになる。表象の操作がより洗練されるようになるのである。その結果，具体的な事象であれば論理的に考えられるようになる[10]。しかし，この段階の子どもは，仮説的・記号的な事象の場合には論理的に考えることは難しい。例えば「ウサギよりライオンは大きく，ライオンよりゾウは大きい。では，このなかでどの動物が一番大きい？」という問いには正答できたとしても，「もし，ライオンがウサギよりも小さく，ゾウがライオンより小さいとすると，このなかでどの動物が一番小さい？」というように，現実とは異なった仮想的な問いになると正しく回答を導くことができない。そのため，具体的操作期の子どもには「こちらの皿にはみかんが3個，こちらの皿にはみかんが8個あります。みかんは全部でいくつあるでしょうか？」などと，具体物を使いながら考えさせていくかかわりが必要となる。

12歳以降の形式的操作期になると現実の事象を離れ記号までも扱えるようになり，仮説演繹的な思考もできるようになる[11]。大人と同じような思考をしていくことが可能となるのである。

エリクソンの心理－社会的発達理論

エリクソンは，フロイトの心理－生物学的発達理論を発展させ，心理－社会的発達理論を提唱した[12,13]。エリクソンはヒトは社会の関係のなかで自我を発達させていくと考え，自我発達を8段階に分け，図3のような漸成発達理論図を示している。

また，各段階において，自我が中心となる環境，例えば母親との出会いを経験することによって危機が生じるとしている。これが，乳児期でいえば図3にあるように基本的信頼vs基本的不信となる。そして，この危機をvsの上の要因（例えば，基本的信頼）が下の要因を上回るバランスで解決していくことで活力が生まれるとしている。

なお，それぞれの段階における危機は発達課題ではなく，それぞれの段階で最も意識されるものであり，発達主題とよばれる。つまり，乳児期では，日々の生活において母親に対して感じる基本的信頼が基本的不信を上回れば希望という活力が得られる。また，活力が得られるということは，次の段階の主題に取り組む準備が整ったということであり，よりスムーズに次の段階の主題を解決できるようになったということを意味する。ヒトはそれぞれの段階で，危機を経験しながら社会に適応し，人生の活力を得て発達を遂げていくのである。

改訂日本語版デンバー式発達スクリーニング検査（JDDST-R）

学習の要点

JDDST-Rにおいて，「自分で食べ物を食べる」行為の90％通過率は7〜8カ月である。自分で食べる行為ではこれが最初の時期であるため，これを基準に考えると他の行為が想定しやすい。例えば，「自分でコップから水を飲む」行為は，より高次の行為であり，90％通過率はその後の14〜17カ月となる。

＊JDDST-R：Revised Japanese version of Denver Developmental Screening Test

図3　エリクソンの漸成発達理論図

発達段階								
老年期								統合性 vs 絶望
成人後期							世代性 vs 停滞	
成人前期						親密性 vs 孤立		
青年期					アイデンティティ vs アイデンティティ 拡散			
児童期				勤勉性 vs 劣等感				
幼児後期			自主性 vs 罪悪感					
幼児前期		自律性 vs 恥・疑惑						
乳児期	基本的信頼 vs 基本的不信							
中心となる環境	母親	両親	家族	近隣・学校	仲間・同世代集団	恋愛・結婚	家族・職場	人類・親族
活力	希望	意思	目標	有能感	誠実	愛	世話	英知

（文献11をもとに作成）

3 新生児・乳児の発達

- 新生児は，視覚や聴覚などの感覚機能を成熟させた状態で産まれており，産まれながらに外界をある程度認識できる。
- 新生児は運動機能を成熟させた状態で産まれてはいないが反射はあり，新生児・乳児期に特有の原始反射がみられる。

新生児・乳児がもつ感覚機能

Portmann（ポルトマン）は，ほ乳類の子どもの産まれ方を2つに大別している[13]。1つ目は馬やクジラなどの産まれ方であり，離巣性という。離巣性の動物は，運動機能，感覚機能ともある程度成熟した状態で産まれ，産まれるとすぐに親と同じような行動が取れる。一方，リスや猫などは就巣性となる。就巣性の動物は，運動機能も感覚機能もあまり成熟していない状態で産まれるため，親が保護することが必要となる。ヒトの子どもも運動機能はあまり成熟してない状態で産まれてくる。ただし，ヒトの子どもは感覚機能は比較的成熟した状態で産まれてくる。そのため，ヒトの産まれ方は2次的就巣性といわれる。このようなヒトの産まれ方は，ヒトの大脳が大きいことやヒトが直立姿勢をとることと関係している。直立した姿勢と大脳の重さにより，運動機能まで成熟させた状態で産もうとすると，子を母胎に留めておくことができないためである。つまり，感覚機能を成熟させた時点で約1年早く子宮外に出されてしまったのがヒトの新生児であり，ポルトマンはこれを生理的早産とよんだ[13]。また，満1歳ごろになると歩行できるようになることから，ヒトの新生児期は子宮外胎児期ともよばれる。

ヒトの感覚機能について，まず視覚から述べると，新生児の視力は0.01程度であり，6カ月で0.2程度，1歳で0.4程度といわれている。ただし新生児はピントが固定されており，30cmぐらいの距離にしか焦点を合わせることはできない。

また，物を目で追う追視自体は生後2日ごろからできるものの，視覚走査をスムーズに行って物の形を認識できるようになるのは生後2カ月ごろからである（図4）[15]。さらに，新生児は図5に示したように複雑な図形を積極的に見る特性があることがわかっており，ヒトの顔をより積極的に見ることが判明している[16]。加えて，福笑いのように顔のパーツを顔の体裁とはなっていない場所に配置した図よりも，顔らしい配置の図を好むことも判明している[17]。自分自身の顔についてまったく知識のない新生児であったとしても，すでに人らしさを備えた刺激への生得的な好みをもっているのである。

聴覚に関しては，新生児は一般的に男性の音域の音声よりも女性の音域の音声を好むとされている[18]。Ferguson（ファーガソン）は，乳児にかかわる者が文化的背景に関係なく高い声と大げさな抑揚で話しかけていることを確かめ，こうした語りかけを育児語とよんだ[19]。これは，乳児が高音に反

専門分野へのリンク

姿勢反射

ヒトが立位姿勢を保持するためには，四肢の関節を伸ばしてしっかりと固定しなければならない。従って，骨格筋を収縮させ姿勢を保持させるために必要な反射機序がなければならない。このような反射を姿勢反射という。姿勢反射には大きく2つあり，1つは下位中枢による原始的な脊髄性および脳幹性の反射であり，もう1つは上位中枢の統合による立ち直り反応および平衡反応である。前者は原始反射であって，正常な発達では次第に消失していく。後者は，障害継続する反応である。中枢神経系に異常がある場合，原始反射がいつまでも続く陽性徴候や，立ち直り反応や平衡反応が欠如する陰性徴候を呈することとなる。

図4　乳児の視覚走査パターン

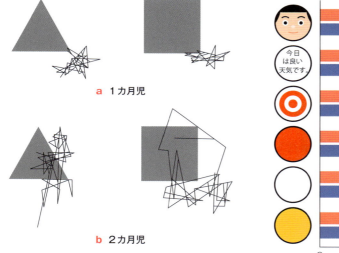

a　1カ月児

b　2カ月児

（文献14をもとに作成）

図5　図形パターンに対する乳児の注視率

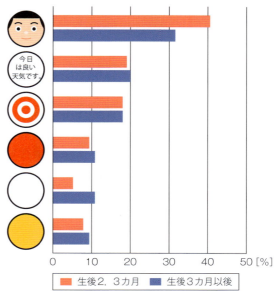

（文献14をもとに作成）

表1　後の適応行動と新生児期の原始反射との対応

乳を飲む行動	・口唇探索反射：口元を軽くつつくと，触った方向に頭を向ける。 ・吸啜反射：口の中に指を入れると吸う。
危険なものから身を守る行動	・引っ込み反射：足の裏をピンでつつくと，足を引っ込める。 ・瞬目反射：物が急速に迫ってきたり，まぶしい光を急に当てるとまぶたを閉じる。
抱きつく行動	・モロー反射：仰向けに寝かせ，頭の支えを急にはずすと，両腕を広げ，誰かを抱きしめるかのように腕をもどす。
物をつかむ行動	・把握反射：手のひらに指を入れて押すと，その指を握りしめる。
歩く行動	・歩行反射：脇下で身体を支え，床に立たせると律動的なステップ運動が起こる。
泳ぐ行動	・泳ぎ反射：うつ向けて水につけると，腕と脚を使った泳ぐような運動が起こる。

（文献22をもとに作成）

応しやすいことから形成された子育て文化の一端を示していると考えられる。また，新生児は母親の声を好み，生後2週間であっても知らない女性から声をかけられるよりも母親から声をかけられたほうが泣き止むことが多い[20]。母胎にいるときに母親の声を聞き，それを覚えているということである。そのほか，嗅覚や味覚などもきちんと備わっていることがわかっている[21]。

新生児・乳児がもつ運動機能

　新生児は運動機能が未成熟な状態で産まれてくるため，自らの意図で自発的に運動することはできない。しかし，特定の刺激に対して自動的に反応する反射とよばれる運動は新生児でもみられる。そのなかでも，中脳，大脳皮質などの高次神経機構の発達に伴ってみられなくなっていく新生児期・乳児期早期に特有の反射があり，これを **原始反射** という。原始反射のなかに吸啜反射がある。これは，新生児の口の中に指を入

れるとその指を吸うという反射であるが，この反射は後に乳を飲む行動に取って変わられる。つまり，原始反射によってもたらされていた行動は，高次神経機構の発達により，学習された随意運動に置き換わっていくのである（**表1**）。いつまでも原始反射が消失しないということは，脳や神経系に何らかの異常がある可能性を示す。

4 幼児期の社会性の発達

- 養育者が子どもとの間に愛着関係を結んだり，自らが安全基地となることにより，子どもの発達をスムーズなものとすることができる。
- 養育者の養育行動の違いにより，養育者に対する子どもの愛着行動の示し方に個人差がみられる。

愛着

　子どもは養育者から保護されなければ生きていくことはできない。つまり，乳児は養育者との間に愛着関係を築いていくことが必要になる。**愛着**とは，ヒトが特定の対象（基本的に養育者）に対して抱く親密で情緒的な絆であり，乳児が特定の対象との間の相互作用を維持するための行動が愛着行動となる[23]。愛着行動には，泣いたり笑ったりすることで遠くにいる養育者を自分の方へ近づけさせようとする信号行動などがある。また，7カ月ごろには，養育者が自分のそばから離れようとすると乳児が不安になり泣くといった**分離不安**がみられるようになる。

　子どもが養育者と愛着関係を結んでいく過程で，養育者は子どもにとって**安全基地**となることが求められる。安全基地とは，子どもが運動能力を急速に発達させ，外界に対して好奇心を抱き，探索していく際の心の拠り所とする対象である。乳児は愛着対象である人物への信頼感を支えに外界の探索活動を行うが，探索中に不安や恐怖などの心理的・身体的苦痛を感じることもある。この場合，愛着対象となっている人物のもとに戻り，なだめられたり励まされたりして不快を低減させることができれば，外界の探索へ再び出かけて行くことができる。安定した愛着関係に基づく安全基地の存在は，子どもの探索行動や自律的な活動を促すものとして機能する。逆にいえば，養育者が安全基地となり得ない場合，子どもの外界への探索もままならず，子どもの発達が推し進められにくくなってしまう。

愛着の個人差

　Ainsworth（エインズワース）らは，見知らぬ人と出会ったり，母親と後に再会するがいったん離ればなれになるといったストレスフルな状況を実験的に作り出し，その状況における乳児の様子を観察することで子どもの愛着パターンを把握した[24]。その結果，子どもの愛着は3タイプに分類されること，タイプの分類には養育者の養育行動が関与することが判明した。

　回避型（Aタイプ）は，母親との分離場面で泣

> **専門分野へのリンク**
>
> **乳幼児発達検査**
> 　乳幼児の発達を動作能力だけでなく，社会性，言語などの面からも評価をし，子どもの全体的な発達プロファイルをとらえる検査である。代表的なものに遠城寺式乳幼児分析的発達検査法，日本語版デンバー式発達スクリーニング検査などがある。

いたり混乱したりせず，再会場面でも母親を避けたり無視したりするなど，養育者との結びつきが弱い行動を示すタイプである。言い換えると，愛着行動を表出しないようにしているといった子どもとなる。このような子どもの養育者は，子どもからの働きかけを拒絶しがちであった。拒絶的な養育者に愛着行動を示しても，それを適切に受け止めてもらえることは少ない。子どもは際立った愛着行動を示さないほうが養育者との距離をある一定範囲に留めておけると感じ，あまり愛着行動を示さないようになったと考えられる。他のタイプも含め，それぞれの愛着タイプは，子どもが自分の生存可能性を高めるべく，養育者の養育スタイルに応じて選択した方略といえる。

安定型（Bタイプ）は，分離場面で泣きや混乱を示すが，再会場面で母親に身体的接触を強く求め，安心すると活動を再開するという愛着行動を適度に表出するタイプである。このタイプの子どもの養育者は，子どもからの働きかけに一貫した対応をするため，子どもは養育者の反応を予測しやすい。その結果，子どもは養育者の働きかけに対して強い信頼感を寄せることができ，安定した愛着行動を示すことになったと考えられる。

抵抗型（Cタイプ）は，分離場面で激しく泣き，再会場面では身体接触を求めるが，同時に叩くなどの怒りの感情も示すといったように，母親に十分な信頼感をもっていないような行動をする。愛着行動を過度に表出してしまうタイプである。このタイプの子どもの養育者は，子どもからの働きかけに一貫しない対応をしてしまうことが多く，子どもはどうすれば養育者との距離をある一定範囲内に留めておけるのかの予測がつきにくい。そのため，子どもは養育者の動きに用心深くなり，できる限り自分から色々な愛着行動を示し続けることで養育者の関心を絶えず自分のほうに向けておこうとするようになったと考えられる。

なお，養育者とのかかわりのなかで，子どもは，自分は愛される存在か，他者は自分を受け入れてくれる存在か，といった自分や他者に関する一般化された主観的な確信をもつようになる。これを**内的作業モデル**という。そして，この内的作業モデルをベースとし，養育者以外の他者ともやりとりするようになる。養育者と自分との間で形成されたコミュニケーションのあり方が，養育者以外の他者とのコミュニケーションにも適用されるのである。

5 青年期，成人期におけるヒトの発達

- 青年期は，自分の生き方を主体的に選択し，覚悟を決めてその生き方に向けて努力することが求められる時期であり，アイデンティティの形成・確立が求められる。
- 中年期になると，身体能力の低下などを背景に，青年期を通して確立したアイデンティティを再構築していくことが求められる。

アイデンティティ

エリクソンが設けた8段階の発達段階における5段階目では**アイデンティティ**の形成・確立が発達主題とされている[11, 12]。アイデンティティとは，内的な不変性と連続性を維持する各個人の能力（心理学的意味での自我）が，他者に対す

る自己の意味の不変性と連続性に合致する経験から生まれた自信である[25]。不変性とは「私は他の誰とも違う自分自身であり，私は一人しかいない」という意味であり，連続性とは「今までの私も私であり，これから先の私も私である」といった意味である。しかし，自分一人で私は私であると思っているだけではアイデンティティを確立できたとはいえない。「自分が思っている私」と「他者が思っている私」が合致している必要があり，その両者の合致によって生じる実感や自信がアイデンティティの感覚となる。

　青年期になると，行動や考え方，生き方などの選択肢が格段に広がり，そのなかから自身のあり方を選び，それに沿った行動や考え方をしていくようになる。そのため，アイデンティティの形成・確立が青年期の発達主題となっているのである。先述したように主題は発達のある段階で最も意識されるものであり，青年期はアイデンティティの確立を意識し，それに向かっていく時期といえる。ヒトは青年期に自分の生き方を主体的に選択し，覚悟を決めてその生き方に向けて努力していくことが求められる。

アイデンティティ・ステイタス

　Marcia はエリクソンの理論を発展させ，青年期におけるアイデンティティ形成プロセスを類型化した**アイデンティティ・ステイタス**理論を提唱した[26]。この理論では，アイデンティティ・ステイタスを危機の有無，積極的関与の有無から4つに分類している。危機とは職業や価値観などの生き方に関するさまざまな選択肢のなかで迷っている時期のことである。積極的関与とは，自身の目標などの実現に向け，積極的に行動しエネルギーを投入していることを指す。

　自己関与していない時期は**アイデンティティ拡散**となり，危機を経験していない危機前拡散と危機を経験した危機後拡散に下位分類される。

危機前拡散は「自分の生き方について真剣に考えていない」，「何者かである自分を想像してもいない」という状態である。危機後拡散は「やれば何でもできる」といったように，自身の生き方に対する選択肢をすべて可能なままにしておこうとする状態である。どちらの状態も積極的な関与はしておらず，空しさや不安，孤独感のような否定的な感情を常に感じることになる。

　「危機は経験していないが，自己関与はしている状態」が**早期完了**である。親や社会の価値観を吟味することなく，無批判に受け入れ，その生き方に積極的に関与しているような青年が当てはまる。この場合，親や社会の価値観に沿った生き方に積極的に関与しており，それなりの自信をもっているため，アイデンティティを達成しているかのようにみえる。しかし，そのアイデンティティは自分が主体的に選択したものではない薄いアイデンティティであり，親や社会の価値観が通用しない状況では極度に混乱することになってしまう。

　危機のなかに置かれている状態が**モラトリアム**となる。モラトリアムとは，社会が青年に対し，社会のなかに自らの身の置き所を見出すまで社会的な義務や責任を猶予している時期のことを指す。この時期にさまざまな役割を試しながら自分が積極的に関与すべき生き方を見出そうと模索している青年がモラトリアムの状態の青年となる。大学生は，基本的にはモラトリアムの状態であると考えられる。

　危機を経験し，選択・決定した生き方に積極的に関与している状態が**アイデンティティ達成**となる。このタイプの状態の青年は，自ら選択した物事をやり遂げられると感じており，環境が急変したり予期せぬ事態が生じても物事を処理していくだけの力を持ち合わせているように感じられる。

アイデンティティ・ステイタスの変化

あるアイデンティティ・ステイタスになったからといってそのまま変化しないわけではない。アイデンティティ達成から拡散へと変化するように，下位のアイデンティティ・ステイタスの退行的変化も生じうること，その変化の際には，再検討や放棄のような何らかの契機があることなどが明らかにされている[27]。ヒトは青年期とよばれる時期を過ぎても，自分のあり方を問い続け，そのつど最適と思われる方向へと自分を形成し続ける作業を自覚的に続けているのである。

中年期になると，身体能力の低下や仕事における限界を感じるようになる。中年期では，青年期に確立したアイデンティティでは自身を保てなくなるのである。そのため，中年期にはアイデンティティの再構築が求められることになる。これらを踏まえ，岡本はアイデンティティの揺らぎと再達成のプロセスをアイデンティティの再体制化とよび，図6のようなアイデンティティの生涯発達モデルを提示している[28]。図6から，青年期，中年前期，定年退職期それぞれの時期に確立したはずのアイデンティティはそのまま安定するのではなく揺らぎを見せ，その後再体制化されていくことや，確立したアイデンティティはそのつど成熟の度合いを増していくことがわかる。

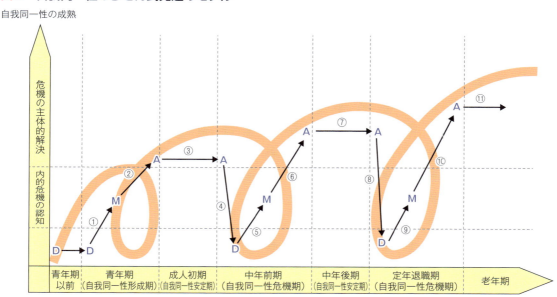

図6　自我同一性のらせん式発達のモデル

A：自我同一性達成，M：モラトリアム，D：自我同一性拡散

①真剣な自我同一性探求
②積極的関与
③自我同一性の確立
④心身の変化の認識に伴う危機
⑤再方向づけへの自分の再吟味
⑥軌道転換，軌道修正
⑦自我同一性の再確立
⑧自己内外の変化の認識に伴う危機
⑨自分の再吟味・再方向づけへの模索
⑩軌道転換，軌道修正
⑪自我同一性の再確立

（文献28をもとに作成）

6 高齢者の発達

POINT
● 高齢者になると，知能や記憶などの認知機能にさまざまな衰えがみられる。
● 認知機能が衰えたとしても補償などにより衰えを補うことができ，主体的に生きていくことができる。

高齢者の知能

知能は，**流動性知能**と**結晶性知能**に分けることができる[29]。流動性知能は，新しいことを学習したり新しい環境に適応するときに働く知能である。神経系との関連が深いため，生理的な老化もあり，加齢に伴い低下していく。そのため，高齢者は新しい環境に適応しにくくなる。しかし，適応できないわけではなく，高齢者であっても時間をかければ新しいことを学ぶことは可能である。結晶性知能は，語彙力や知識のようにこれまでの学習や人生経験により獲得した知能であり，青年期以降もそこまで低下することはない。同様に，推論や空間認知，記憶，作業速度は加齢に伴い減衰していく一方，語彙知識は中年期以降も維持されることをSalthouseは示している（**図7**）。

若年者のときから多様な経験をし，結晶性知能の形成のための準備をしておけば，高齢者になっても適応的に生きていくことができる。高齢者の生活は，仕事を続けてきた年代の生活と比べてゆったりとしたものとなる。そのような生活では新しいことに次々に対処する際に必要な流動性知能よりも，これまでの経験を活かす結晶性知能が必要となる。

高齢者の記憶

高齢者になると記憶機能は徐々に低下していくが，すべての記憶機能が一様に低下していくわけではない。**図8**に示したように，エピソード記憶などは加齢に伴い低下していく。一方，意味記憶は加齢による影響を受けにくい[32]。

同様に，加齢が及ぼす影響は記憶のプロセスにおいても異なる。記憶のプロセスには，記憶すべき情報を覚え込む過程である記銘，記銘された情報を維持する過程である保持，保持されている情報のなかから必要とされた情報を探しだす過程である検索があるが，高齢者は，記銘と検索を苦手としている。

当該状況において優位な行動・思考を抑制する能力を抑制機能といい，抑制機能が低下すると，何かをしなければならないときに頭に思い浮かんだ別の関心や興味といった思考の影響を受けやすくなってしまう。こういった抑制機能の低下が高齢者にみられる注意力の散漫などと関連する。高齢者は，記銘すべき情報にしっかり注意を払えないため，情報を記銘しづらくなってしまう。

また，記銘した単語をそのまま思い出させる（再生）場合，高齢者は若年者と比較して正しく思い出せる単語の数は少ない。ただ，記銘した単語を含む単語リストを提示し，そのなかから記銘した単語を選ばせる（再認）ようにすると，若年者と高齢者で正答数にあまり差はみられない（**図9**）[34]。つまり，高齢者は記銘された情報を頭の中で維持しておくことはできるが，それを探し出して思い出すことはなかなかできないということである。高齢者が効率的に記憶していくためには，一度に複数の情報を覚えようとしない，思い出すための手がかりとなるメモの活用などが必要となる。

用語解説 **エピソード記憶**　「いつ，どこで」といった時間や場所の情報を伴った過去の出来事の記憶のこと。
意味記憶　一般的な知識に関する記憶のこと。

図7　認知機能の加齢変化

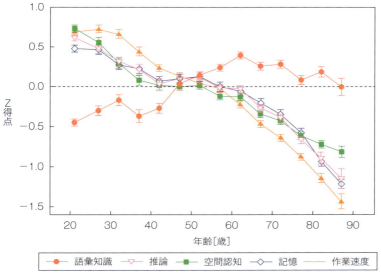

（文献30をもとに作成）

図8　記憶機能の加齢変化

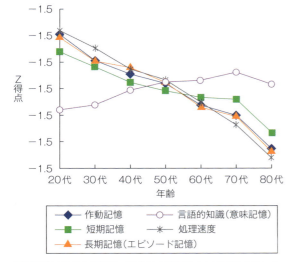

短期記憶は情報の記銘後，数十秒の間保持される記憶のことを指し，作業記憶は情報の保持だけでなく，その情報の理解など，情報の能動的な処理も同時に行うシステムを指す．

（文献31をもとに作成）

図9　再生と再認における年齢差

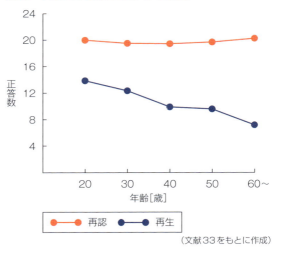

（文献33をもとに作成）

1章 心理学

63

> **実践!! 臨床に役立つアドバイス**
>
> **自宅での自主トレーニング指導のポイント**
>
> 運動療法でのリハビリテーションによって身体機能を改善させることは可能であるが，慢性疾患においては，自宅での継続的な自主トレーニングが疾患管理において重要となる。自宅での運動指導を行う際，口頭のみでの指導では記憶力が低下している高齢者が実践することは困難である。そのため，運動の方法を記した資料や運動実施日を記入できるような日誌を渡すなど，記憶の手がかりとなる方法と合わせて指導していくことが自己管理成功へのカギである。

認知機能低下に対する補償

これまで述べてきたように，高齢者になると記憶などの認知機能は低下していく。ただし，資源を使用する領域を選択，限定したり，従来とは異なる代替的な方略を用いることで能力低下を補償していくことはできる。これを説明するのが**SOC理論**である[35, 36]。SOC理論では，自らのエネルギーや時間を振り分ける対象を選択する（S：選択），資源喪失を補う手段や方法を獲得する（O：最適化），失ったものに対して新たな工夫をして補う（C：補償）ことで認知機能を維持し，さらには向上させていくことができると考えている。例えば，80歳にもなる著名なピアニストは，コンサートの演奏曲を絞り込んで曲目を減らし（選択），練習の機会を増やして選択した曲目だけを徹底的に練習する（最適化）とともに，楽曲を全体的に遅く弾き，少しだけ早く弾いたパートを際立たせコントラストを明確にするようにしていた（補償）[35]。このように，選択と最適化と補償を実行している高齢者は充実感が得られ，主体的に生きていると感じられていることが判明している。

> **補足**
> **死の受容のプロセス**
> 発達の最終地点である死の受容のプロセスとして，Kübler-Rossは否認，怒り，取引，抑うつ，受容という5段階を挙げている[37]。なお，必ずしも1段階目から順に体験されるわけではないし，段階の長さは人によりまちまちである。また，順序が入れ代わることも，いくつもの段階が同時に現れることもある。同様に，全員が受容の段階まで行くわけではない。

7 類型論と特性論

- 体型の違いなど，一定の原理に基づいてパーソナリティをいくつかの典型的なタイプに分類・整理し，理解していく手法を類型論という。
- パーソナリティはいくつかの要素から成立していると考え，その要素の量的な差異を測定することでパーソナリティをとらえていく手法を特性論という。

パーソナリティ

状況が同じようなものであれば，ヒトがとる行動はある程度一貫したものとなる。その人に特徴的な行動を生み出すもととなるのが**パーソナリティ**である。Allportは，パーソナリティを「個人の環境への適応を決定するような，心理的身体的諸々のシステムからなる個人のなかの力動的な組織」と定義している[38]。

類型論

パーソナリティをいくつかの典型的なタイプに分類・整理し，理解していくのが**類型論**である。この類型論の1つにKretschmerの体型論がある[39]。クレッチマーは，多くの精神病患者に接

> **実践!! 臨床に役立つアドバイス**
>
> **疾患とパーソナリティ**
>
> 心疾患においては，タイプAの性格特性を示すことが報告されている。タイプAとは，熱心，短気，競争心が強いといった性格がみられる人である。また，われわれの慢性閉塞性肺疾患（COPD）に関する調査では，COPD患者は周囲の意見に耳を傾けずに自分の思い込みで行動しやすいパーソナリティがあることを報告した。疾患特有のパーソナリティについても考慮しつつリハビリテーションを進めていくことが必要である。
>
>

した臨床経験から，精神疾患の患者の病気と体格との関係性を見出し，パーソナリティを分裂気質，循環気質（躁うつ気質），粘着気質の3つに分類した。加えて，このような精神疾患患者の病気と体格の関連が，一般成人における体格と気質との関係にも適用できるとしている（**表2**）。同様に，Sheldon（シェルドン）らは，胎生期の胚葉発達においてどの部位が特に発達しているかによって類型に名前を付けている[41]。内胚葉から発生する消化器系統がよく発達した，柔らかく丸みをおびた体型の者は内胚葉型となり，気質としては内臓緊張型で，社交的・生活を楽しむといった性格となる。同様に，中胚葉から発生する骨や筋肉がよく発達した角張った体型の中胚葉型は，身体緊張型であり，活動的・自己主張的といった性格となる。そして，外胚葉から発生する皮膚，神経系等がよく発達したきゃしゃな体型の外胚葉型は，神経緊張型で，控えめ・非社交的といった性格となる。

しかし，パーソナリティをいくつかのタイプに分類して考える類型論にはさまざまな問題点が指摘されている。人間をその全体的特徴によって大まかに把握するのには適しているが，大まかにしか把握できないといった指摘や，ある個人のパーソナリティを無理矢理当てはめようとする危険性があるという指摘がある。また，実際にはどの型にも分類できないような中間型や混合型が多いにもかかわらず，それを無視するように柔軟性がないという指摘もある。

表2　クレッチマーの類型論

体型	やせ型（細長型）	太り型（肥満型）	筋骨型（闘士型）
気質	分裂気質	循環気質（うつ気質）	粘着気質
性格特徴	非社交性 きまじめ 臆病 従順	社交的 親切 ユーモアがある 落ち着いている	几帳面 秩序を好む 粘り強い 怒りっぽい

（文献40をもとに作成）

＊COPD：chronic obstructive pulmonary disease

図10 アイゼンクのパーソナリティの階層構造

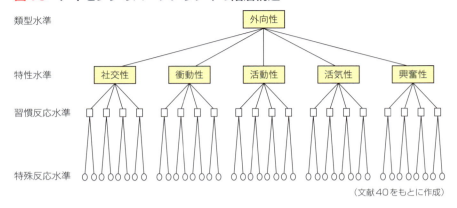

(文献40をもとに作成)

特性論

　特性論は，パーソナリティをいくつかの要素（パーソナリティ特性）から成立していると考え，その要素の量的な差異を測定していくことで個の多様なパーソナリティをとらえる手法である。例えば「Aさんは親切で社交的だけど，少し神経質なところがある」といった場合，親切，社交的，神経質といった1つ1つの要素がパーソナリティを構成する特性となる。そして，それらの特性を量的に測定し組み合わせることで，その人のパーソナリティを把握する。

　オールポートらは，人間の特性を多くの人がもっている共通特性（支配的/服従的，持久的/動揺的，外向的/内向的などの14の特性）と，その人だけがもっている独自特性に分けて考えた[42]。そして，個人の共通特性の結果をプロットした**サイコグラフ**（心誌）を作成することでその人のパーソナリティの特徴を一目で理解できるようにした。また，Cattellはオールポートらの研究を踏まえ，特性を共通特性と独自特性に分けたうえで，さらに表面的特性（外部から観察できる特性）と根源的特性（外部からは観察できない特性）とに分けている[43]。「親切」などの特性は，表情や行動により観察可能な表面的特性であるが，これらは温厚性という1つの根源的特性から表出されていると考える。なお，キャッテルの考えに基づいて作成されたパーソナリティを測定するための心理尺度が，キャッテルの見出した16個の根源的特性を測定する16PF（16PF人格検査）である。

　Eysenckの特性論は，パーソナリティを特殊反応水準，習慣反応水準，特性水準，類型水準という4つの水準から構造的に理解するものである（**図10**）[44]。特殊反応とは，日常生活における個別的な反応や行動であり，同じ状況下において同じ反応が繰り返されるようになったものが習慣反応となる。さらに，さまざまな習慣反応が相互に関連をもっているときにその背後に想定されるものが特性であり，さまざまな特性が相互に関連をもっているときにその背後に想定されるものが類型である。例えば「初対面の人としゃべるのが苦手」という特殊反応は，初対面に限らず「人とのおしゃべりが苦手」となると習慣反応となる。また，これらは社交性といった特性をあまりもっていないことを意味する。アイゼンクの考え方は基本的には特性論であるが，類型は特性から形成されるものとして類型論と特性論の統合的解釈を行っている。そして，この理論から作成されたパーソナリティ検査がMaudsley性格検査（MPI）である。

＊PF：personality factor　＊MPI：Maudsley personality inventory

現在では多くの特性論が提唱されているが，パーソナリティを表現する特性の数や種類はそれぞれ異なっている。ただし，近年，パーソナリティ研究において共通して抽出された5つの因子でパーソナリティをとらえる考え方が多勢を占めるようになっており，これを**ビッグファイブ**という。ビッグファイブとは外向性（社交的，活発など），調和性（協調的，温厚など），誠実性（慎重，責任感があるなど），神経症傾向（感情的，不安を感じやすいなど），経験への開放性（創造的，知的など）の5つの因子である。これらは，さまざまな文化において，測定の対象や方法を変えても確認できる因子である。また，ビッグファイブをもとに作成されたパーソナリティ検査としてNEO-PI-Rがある。

まとめ

- 発達段階を設けることの意味を説明せよ（☞ p.53）。 実習
- ピアジェの発達理論における4段階のそれぞれの特徴を説明せよ（☞ p.53〜54）。 試験
- 新生児・乳児はどの程度の感覚機能と運動機能をもっているのか説明せよ（☞ p.56〜58）。 実習 試験
- 愛着の各タイプの特徴と養育態度との関連を説明せよ（☞ p.58〜59）。 実習 試験
- アイデンティティとはどのような感覚なのか説明せよ（☞ p.59〜60）。 試験
- 高齢者が主体的に生きていると感じるための方略について判明せよ（☞ p.64）。 実習
- 類型論と特性論の違いはどのようなものか説明せよ（☞ p.64〜66）。 試験

【引用文献】

1) Gesell, A. & Thompson, H. : Learning and growth in identical infant twins : An experimental study by the method of co-twin control. Genetic psychology monographs, 6, 5-124,1929.
2) Stern, W. : Psychology of Early Childhood up to the Sixth Year of Age. Routledge,1930.
3) 松井　豊 監：スタンダード発達心理学, サイエンス社, 2013.
4) Jensen, A. R. : Social class, race, and genetics : Implications for education. American Educational Research Journal, 5, 1-42,1968.
5) Gottlieb, G. : Developmental psychobiological theory. In R. B. Cairns, E. J. Costello, & G. H. Elder, Jr.(Eds.), Developmental science(pp.63-77). Cambridge University Press, 1996.
6) Piaget, J. : La naissance de l'intelligence chez l'enfant. Paris : Delachaux et Niestlé, 1936.
7) Piaget, J. & Inhelder, B. : The Psychology of the Child. Basic Books, 1969.
8) Piaget, J. & Szeminska, A. : La genèse du nombre chez l'enfant. Neuchâtel : Delachaux & Niestlé, 1941.
9) Piaget, J., & Inhelder, B. : The Child's Conception of Space. Routledge & Kegan Paul., 1956.
10) Inhelder, B., & Piaget, J. : The growth of logical thinking from childhood to adolescence. Basic Books, 1958.
11) Erikson, E. H. : Identity and the life cycle. International Universities Press, 1959.
12) Erikson, E. H. : Childhood and Society(2nd ed.). W. W. Norton, 1963.
13) Portmann, A. : Biologische Fragmentezueiner Lehre com Menschen Basel : Verlag Benno Schwabe Co, 1951.
14) 繁多　進 監：新 乳幼児発達心理学 もっと子どもがわかる 好きになる, 福村出版, 2010.
15) Salapatek, P. : Pattern perception and early infancy. In L. Cohen, & P. Salapatek (Eds.), Infant perception : From sensation to cognition(Vol. 2, pp.133–248). Academic, 1975.

16) Fantz, R. L. : The origin of form perception. Scientific American, 204, 66–72., 1961.

17) Goren, C. C., Sarty, M., & Wu, P. Y. : Visual Following and Pattern Discrimination of Face-Like Stimuli by Newborn Infants. Pediatrics, 56, 544-549,1975.

18) Trehub, S. E., Schneider B. A., Thorpe, L. A., & Judge, P. : Observational measures of auditory sensitivity in early infancy. Developmental Psychology, 27, 40-49, 1991.

19) Ferguson, C. A. : Learning to pronounce : The earliest stages of phonological development in the child. In Minifie, F. D. & Lloyd, L. L.(Eds.), Communicative and cognitive abilities : Early behavioral assessment. University Park Press, 1978.

20) DeCasper, A. J., & Spence, M. J. : Prenatal maternal speech influences newborns' perception of speech sounds. Infant Behavior & Development, 9(2), 133–150, 1986.

21) Steiner, J.E. : Human Facial Expressions in Response to Taste and Smell Stimulation. Advances in Child Development and Behavior, 13, 257-295, 1979.

22) 若井邦夫 ほか：グラフィック乳幼児心理学, pp26-49, サイエンス社, 2006.

23) Bowlby, J. : Attachment and loss, Vol. 1 : Attachment. Basic Books, 1969.

24) Ainsworth, M., Blehar, M., Waters, E., & Wall, S. : Patterns of attachment. Hillsdale, Lawrence Erlbaum and Associates, 1978.

25) 大野　久 編著：エピソードでつかむ青年心理学, pp.38-75, ミネルヴァ書房, 2010.

26) Marcia, J. E. : Development and validation of ego-identity status. Journal of Personality and Social Psychology, 3(5), 551–558, 1966.

27) Waterman, A. S. : Identity development from adolescence to adulthood : An extension of theory and a review of research. Developmental Psychology, 18(3), 341–358,1982.

28) 岡本祐子：成人期における自我同一性の発達過程とその要因に関する研究, 風間書房, 1994.

29) Horn, J. L., & Cattell, R. B. : Refinement and test of the theory of fluid and crystallized general intelligences. Journal of Educational Psychology, 57(5), 253–270,1966.

30) Salthouse, T. A. : Selective review of cognitive aging. Journal of the International Neuropsychological Society, 16(5), 754–760, 2010.

31) 佐藤眞一 ほか編：よくわかる高齢者心理学, ミネルヴァ書房, 2016.

32) Park, D. C., Lautenschlager, G., Hedden, T., Davidson, N. S., Smith, A. D., & Smith, P. K. : Models of visuospatial and verbal memory across the adult life span. Psychology and Aging, 17(2), 299-320, 2002.

33) 浜﨑隆司 ほか編, やさしく学ぶ発達心理学, ナカニシヤ出版, 2011.

34) Schonfield, D., & Robertson, B. A. : Memory storage and aging. Canadian Journal of Psychology / Revue canadienne de psychologie, 20(2), 228–236, 1966.

35) Batles, P. B. : On the incomplete architecture of human ontogeny. Selection, optimization, and compensation as foundation of developmental theory. The American Psychologist, 52(4), 366-380,1997.

36) Baltes, P. B., & Baltes, M. M. : Psychological perspectives on successful aging : The model of selective optimization with compensation. In P. B. Baltes & M. M. Baltes (Eds.), Successful aging : Perspectives from the behavioral sciences(pp.1-34). Cambridge University Press,1990.

37) Kübler-Ross, E. : On death and dying. Macmillan,1969.

38) Allport, G. W. : Personality : A psychological interpretation. Holt, 1937.

39) Kretschmer, E. : Körperbau und Charakter, 21. u. 22. Aufl. Springer, 1955.

40) 日比野英子 監：心理学概論 こころの理解を社会へつなげる, ナカニシヤ出版, 2018.

41) Sheldon, W. H., & Stevens, S. S. : The varieties of temperament; a psychology of constitutional differences. Harper,1942.

42) Allport, G. W., & Odbert, H. S. : Trait-names : A psycho-lexical study. Psychological Monographs, 47 (1), i–171, 1936.

43) Cattell, R. B. : The scientific analysis of personality. Penguin Books, 1965.

44) Eysenck, H. J. : The biological basis of personality. Thomas : Spring-field, Ill, 1967.

第2章

臨床心理学

2章 臨床心理学

1 臨床心理学とはどのような学問か

1 臨床心理学の歴史

- 心理学の起源は1879年にWundt（ヴント）が創設した心理実験室である。
- 臨床心理学という名称はWitmer（ウィットマー）が最初に用いた。
- 臨床心理学は科学者-実践者モデルを軸とした実践科学の学問である。
- 臨床心理学は Freud（フロイト）やWatson（ワトソン），Maslow（マズロー）などの心理学理論に影響を受けて発展してきた。

臨床心理学の誕生

臨床心理学の前に成立したのが心理学である。ドイツの医師であり哲学者でもあったヴントが1879年に創設した心理実験室がその起源である。ヴントは心がどのような要素によって構成されているのかを明らかにすることを目的とした臨床研究を行い，心理学は自然科学の方法論に基づいて「心」を研究する学問として成立した。

臨床心理学が誕生したのは20世紀半ばのアメリカである。科学者-実践者モデルを軸に心理学と心理療法が統合されたことにより学問として体系化されることで，実践科学としての臨床心理学が成立した[1]。

そのきっかけとなったのは，19世紀における欧米社会の近代化への移行である。それまで心理的苦悩の解決に用いられてきたのは宗教であった。しかし，社会の近代化により宗教の影響力が薄れ，宗教に代わって人の心に癒しを与える方法として心理療法が発展した。臨床心理学は，社会の近代化を背景に心理療法と科学的研究の融合体として発生したのである（図1）。

最初に臨床心理学という名称を用いたのはウィットマーである。1896年，彼が初めて「臨床心理学」という言葉を用いてアメリカで講演した。ウィットマーは心理クリニックで心に関する科学的知見を用いて診断や治療を行った。これにより，臨床心理学は科学的な志向性が強い学問として成立した。

図1　臨床心理学の成り立ち

宗教的儀式
祈りや告解による心の救済。心の癒しは宗教が担っていた。

心理学の誕生
1879年ヴントが心理実験室を創設。
近代化により個人主義となった社会で人は個人での心のコントロールを求めるようになり，さまざまな心理療法が乱立。

臨床心理学の誕生
1896年ウィットマーが米国心理学会で初めて「臨床心理学」の名称を使用し，科学者-実践者モデルを軸として科学的志向の学問として成立。
フロイトやワトソンが提唱する心理療法の理論に影響を受けながら発展。

臨床心理学の発展

臨床心理学の発展にはさまざまな心理学の理論がかかわっている。そのなかでも最初に大きな影響を与えたのは，**フロイト**の**精神分析**であった。フロイトは心の領域を無意識，前意識，意識の3つに分ける局所論，局所論を発展させた構造論を提唱して心の構造や機能を科学的にとらえようとした。フロイトによる精神分析が主観性を重視したことに対して，客観性を重要視したのがワトソンの行動主義である。

その後，人間の肯定的な心理側面に注目した**人間性心理学**がマズローによって提唱された。マズローは精神分析を第1の勢力，行動主義を第2の勢力，人間性心理学を第3の勢力と位置付けた。また，それぞれの学派から新たな心理療法が生まれ，精神分析からは自由連想法，行動主義から行動療法，人間性心理学ではRogers(ロジャーズ)のクライエント中心療法などが提案され，臨床心理学の介入技法として取り入れられていった[1]。

1980年代になり，アメリカ精神医学会から「**精神障害の診断・統計マニュアル（DSM）**」が発表され，介入技法の効果について科学的根拠に基づいた分析の必要性がより議論されるようになった。それぞれの学派により心理療法の効果研究が行われるようになると，次第に心理療法の序列化がなされることとなり，結果として研究と実践による科学と臨床の融合が進み，臨床心理学が学問として体系化されていった（**表1**，**図2**）。

臨床心理学研究の歴史

ヴントの心理実験室は，自然科学に基づいた物体の法則を研究する物理学をモデルとして心を研究しようとした。ヴントの心理実験室を契機に，心をどのようにとらえるのかが理論的に論じられるようになり，さまざまな学派へと発展した。

臨床心理学の研究法には実験法，調査法，臨床法の3種類がある。実験法は仮説を検証する

表1　臨床心理学の歴史的流れ

年代	出来事
19世紀後半～20世紀前半	心理的苦悩を解決するためのさまざまな心理療法が提案された
20世紀半ば	・さまざまな心理療法と心理学の科学的研究を統合した ・臨床心理学が誕生した
20世紀後半～21世紀	どのような問題にどのような心理療法が有効かを評価する効果研究が進み，科学的に有効性が認められた方法を実践する学問へ発展した

図2　臨床心理学の発展過程

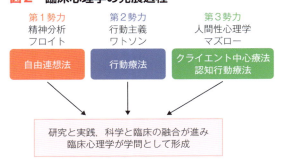

＊DSM：diagnostic and statistical manual of mental disorders

ことによって心理法則を見出す研究法のことである。代表的な実験法として Pavlov の**古典的条件づけ**，Skinner の**オペラント条件づけ**があり，この2つの実験結果によって行動療法が確立した。調査法は個人差を統計的手法を用いて解析した研究から始まった。Cattell は心理測定学研究から流動性知能と結晶性知能を定義付けし，Benet らの知能検査開発を後押しした。臨床法は心理的介入実践に基づいた事例研究の方法である。フロイトによって始まり，対象者への心理的介入の経過を観察した質的データに基づいた研究によって臨床的に有効なモデルを提案した。これらの研究により，多くの心理療法が生み出されることとなった[1]。

日本における臨床心理学の歴史

戦後，欧米の文化流入に伴い，心理カウンセリングの概念が日本にも導入された。森田正馬の**森田療法**，吉本伊信の**内観療法**などが登場し，**クライエント中心療法**や**ゲシュタルト心理療法**が導入された。その後，世界的な流れを受けて Beck が考案した認知行動療法が普及した[2,3]。

さらに，1964年に日本臨床心理学会，次いで日本心理臨床学会が1982年に設立された。1988年には日本臨床心理士資格認定協会が発足し，民間資格としての臨床心理士の認定制度が開始された。

臨床心理士の認定が開始されて以降，災害やいじめ，自殺者数の増加など社会問題に対する心理職の役割への期待から，わが国での臨床心理学に対する社会的な認知も向上した。そして2017年9月に公認心理師法が施行され，日本で初の心理職における国家資格となる**公認心理師**が誕生した[4]。

臨床心理学の歴史にかかわる主要人物とキーワードを**表2**にまとめた。

表2 臨床心理学の歴史にかかわる主要人物とキーワード

人物，団体	キーワード
ヴント	構成主義，実験心理室，心理学の誕生
キャッテル	心理測定学，流動性知能・結晶性知能の発見
ビネー	知能検査の開発
ウィットマー	臨床心理学の誕生
パブロフ	古典的条件づけ
フロイト	精神分析
ワトソン	行動主義
森田正馬	森田療法
スキナー	オペラント条件づけ，学習心理学
マズロー	人間性心理学
ロジャーズ	クライエント中心療法
吉本伊信	内観療法
アメリカ精神医学会	精神疾患の診断・統計マニュアル（DSM）
ベック	認知行動療法

2 リハビリテーション職が臨床心理学を学ぶ意義

- リハビリテーション職が最初に行うのは対象者との信頼関係の構築（ラポール形成）である。
- 臨床心理学は心と行動を科学的に探究する学問であり，学ぶことによってリハビリテーションを行う対象者の個別性に応じた対人支援技法を習得する。

どうして臨床心理学が必要なのか

　リハビリテーション職が臨床心理学を学ぶ目的は，疾病や障害などによって個々の生活や社会生活に困難さを感じている人を支援するためである。疾病や障害構造を踏まえたリハビリテーションを行うことはもちろん，リハビリテーション職には対象者の個別性に寄り添った対応が求められる。

　リハビリテーションの対象者は「人」であり，それぞれ「心」をもっている。つまり，患者の数だけ心があるといえる。そのため，対象者の個別性に合わせた支援を行うためには，通常のコミュニケーション能力に加えて，より高度な対人支援技法が必要となる。

　リハビリテーションを開始するに当たり，リハビリテーション職が最初に行わなければならないのは，対象者との**信頼関係の構築**（**ラポール形成**）である。どんなに素晴らしいリハビリテーション技術をもっていたとしても，対象者との間に信頼関係がなければうまく進めることは難しい。信頼関係を構築する際，臨床心理学の知識は対人支援技法を習得するための理論的な基盤となり，実践のための根拠となる。

　臨床心理学には心理療法のためのさまざまな考え方があり，クライエント中心療法や認知行動療法などの考え方は，対象者への理解をより深めることができる。また，リハビリテーション職にとっても，自己理解のための手助けとなる。

> **補足**
> **ラポール形成**
> 　ラポールとはフランス語で橋をかけるという意味である。ラポール形成には，相手を肯定し尊重する姿勢をもつ，類似性・協調性をもつ，ペーシング（視線，話し方や呼吸を相手に合わせる）の3つの原則がある。

複合的な視点の必要性

　リハビリテーション職は複合的な視点が必要となる。障害を個人の特性ととらえる**医学モデル**と，障害は社会によって作られたものととらえる**社会モデル**の2つの視点をもちながら対象者を支援する姿勢が求められる。個人と社会は密接に絡み合っているため，障害もまた個人的レベルと社会的レベルの双方の視点から取り扱わなければならない。臨床心理学における支援は個人・社会の双方を対象としているため，より実践的な支援につながる。

心理的アセスメントの必要性

　臨床心理学におけるアセスメントには，**面接法**や**観察法**，**検査法**がある。対象者と会話をし，行動を観察したり心理検査を行い問題に対する情報を収集，分析する。これらの心理的アセスメントの結果をリハビリテーション計画に加えることにより，対象者の心理的負担を軽減し，リハビリテーションに意欲的になれる環境を整えることができる（**図3**）。

図3 リハビリテーションにおける臨床心理学的構造

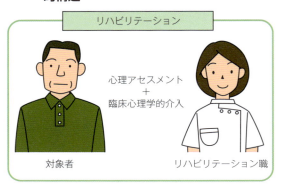

臨床に役立つアドバイス

リハビリテーション職に求められること
　対象者の主訴と客観的な評価はしばしば異なる。そのようなときこそ対象者の声に耳を傾け，対象者の想いを受け止めて欲しい。傾聴を積み重ねていくことで，対象者とリハビリテーション職の間に信頼関係が生まれる。対象者にとっては，専門知識を一方的に押し付けてくるだけの専門家より，自分の話を聞いて接してくれる専門家のほうが，はるかに頼もしいと感じるのである。

3　臨床心理学における倫理の問題

POINT
- 公認心理師法では，信用失墜行為の禁止，秘密保持義務，連携等の3つの義務と，資質向上の責務が定められている。
- 秘密保持義務の遂行は対象者との信頼関係を保つために重要である。
- 多重関係とは専門家と対象者が職業的関係以外の関係をもつことを指す。
- 治療関係が進むと過去の感情投影が起こることがある。対象者からリハビリテーション職へ向けられることを転移といい，リハビリテーション職から対象者へ向けるものを逆転移という。

公認心理師法の3つの義務と責務

　対人援助を正しく遂行することを目的として，**信用失墜行為の禁止**，**秘密保持義務**，**連携等**の3つの義務と資質向上の責務が公認心理師法で定められている。専門職としての信用を傷付けるような行為をしてはならない，職務上で知った情報の守秘，関係者との連携を保つ義務と，常に知識および技能の向上に努める責務を負う。責務とは努力義務のことで，法的な拘束力はないものの常に自己研鑽する姿勢が求められる[5]。

信用失墜行為の禁止

　信用失墜行為とは，その職の信用を傷付け，その職全体の不名誉となる行為である。これは医療分野の専門職はもちろん，その他の多くの専門職で定められている。
　具体的には暴行や障害，殺人などの刑法犯や麻薬の所持・使用などの犯罪行為，飲酒運転などの交通違反や性犯罪などが該当する。その他にも，その職に就いている者としてふさわしくないとされる行為が含まれる。
　信用失墜行為の禁止が求めるものは，ただ非行を禁止するだけではなく，その職に従事するにふさわしい理想像を追求するという側面をもっている。公認心理師だけでなく，人を支援する使命をもつリハビリテーション職にとって，専門職としての知識を探求するだけでなく，人々の幸福と福祉のために知識を使う姿勢が何より重要となる。

秘密保持義務（守秘義務）

　医療分野におけるほとんどの専門組織や団体は，研究者や臨床家に対して，研究や臨床活動上で知り得た個人情報に対して秘密保持義務（守秘義務）を課している。心理的な介入を実施する際には，その活動上で対象者にとって重要な個人情報を取り扱うことが少なくない。相互に信頼関係を結んで円滑な活動を行うためにも，秘密保持は重要な意味をもつ。

　もし秘密が守られなかった場合，どうなるだろうか。秘密保持に違反することは，同時に信用失墜行為となる。対象者は秘密を漏洩されたことに傷付き，怒り，心を閉ざして自分の症状や悩みについて話すことはなくなるだろう。そして治療やリハビリテーションを受けることも止めてしまうかもしれない。そうなれば適切な医療を受けることができず，さまざまな不利益が生じてしまうことになる。

　秘密を守るということは，対象者やその周囲の人々が安心して適切な医療サービスを享受するためにとても大切なことなのである。秘密保持義務に違反した場合は1年以下の懲役または30万円以下の罰金に処せられ，公認心理師の登録も取り消されることとなる。

> **補足**
> **信頼関係を壊さないために**
> 　対象者が個人的な情報を開示するのは，対象者が強い信頼を寄せてくれているからである。だからこそ本人の預かり知らないところで他者へ情報を漏らすことは，その信頼を裏切る行為であり信頼関係は破綻してしまう。たとえ関係者間で情報を共有する場合でも，危機的状況でない限り，あらかじめ本人に同意を得ておくことが重要である。

秘密保持義務（守秘義務）の例外

　秘密保持には，ときに例外がある。臨床心理学的な介入を実施するときや他の専門職や機関と協同して問題に取り組まなければならないときである。その場合はお互いに適切な情報の共有が求められる。また，対象者に自殺や他害の

危機的な可能性が生じたときは，本人の同意を得ることが困難な場合であっても，速やかに適切な専門機関へ情報を提供することが必要となる。

　同様に秘密保持違反に該当しない例として，本人からの同意が得られている場合や，対象者に直接かかわっている専門職ケース・カンファレンスを行い，チームとして問題に取り組む場合などがある。チームや組織全体で情報を共有・管理し，外部に情報を漏洩しないことで，集団守秘義務を果たすことになる。

多重関係

　多重関係とは，専門職が対象者と職業的関係以外の関係をもつことをいう。リハビリテーション職が業務上の相手とセラピストと対象者以外の関係をもつ例などが挙げられる。多重関係は次のようなものが含まれる。

- 二重以上の関係を有している（例：セラピストと対象者が上司と部下，教師と生徒，友人，恋人などの関係でもある）。
- セラピストと対象者間で贈り物の享受を行う。
- セラピストと対象者間で勧誘や商取引を行う。
- 対象者の身内や知人と支援関係を結ぶ。

　多重関係が発生してしまうと，リハビリテーション職と対象者の間で精神的な上下関係が生じたり，利害の対立が生まれたり，援助や治療によって生じている心理的変化が歪んでしまったり，客観的な判断ができなくなる可能性がある。また，対象者側からの十分な自己開示が失われてしまうことにもつながりかねない。セラピストはこうしたリスクを回避することが求められる。

転移と逆転移

　転移とは，フロイトによって発見された心理的現象である。リハビリテーション職と対象者の間で信頼関係に基づいた援助関係が形成されると，対象者が本来は他者へ向けていた過去の

感情をリハビリテーション職に対して投影することがある。これを転移という。転移には，主に親愛的な感情が投影される**陽性転移**と，怒りなどの攻撃的な感情が投影される**陰性転移**がある。

転移が起きると，それが陽性転移であっても陰性転移であっても対象者から援助関係への抵抗が生じてしまうことになる。これまで抑制されてきた感情に対象者自身が翻弄されてしまい，制御が難しくなってしまうためである。また，リハビリテーション職側も，対象者から向けられる感情や想いが自分に向けられたものなのか，それとも投影されたものなのか判別が難しく混乱してしまうことがある。そのため，冷静に受け止めていくことが必要となる。

転移は援助関係への抵抗を生じるが，その一方で対象者が回復へ向けて進展する前触れでもある。転移が生じるということは，対象者がこれまで抑制してきた感情と向かい合おうとしているということでもある。言葉や態度による表出が行われる意味は大きく，対象者の回復において重要な局面を迎えていることになる。

逆転移とは，リハビリテーション職が対象者に対して自身の過去の感情を投影することをいう。逆転移は，対象者から向けられる感情や態度と密接に関係している。相手の言葉や行動に転移が含まれており，リハビリテーション職自身が影響を受けてしまうことによって生じやすくなる。逆転移が生じてしまうと，感情的になってリハビリテーション職としての冷静さを欠いたり，相手を尊重する態度を失ってしまい，治療関係が破綻しかねない。そのため，リハビリテーション職は常に自己と向き合うことが求められる。もし，対象者に否定的な感情が芽生えた場合でも逆転移を疑い，落ち着いて対処をすることが大切である。

4 臨床心理学における多職種連携

- 多職種連携とは異なる専門分野間で共通の目標や目的をもって協力することをいう。
- 連携の中心をなすのは対象者やその家族である。
- 対象者やその家族がかかわるすべての分野が連携の対象となる。

多職種連携

多職種連携とは，異なる専門分野やさまざまな機関に属する複数の支援者が共通の目標・目的をもって協力する関係にあることを指す。心理臨床領域においてもスクールカウンセラー等活用事業の開始以降，連携が重要視されるようになってきた[6]。

心理臨床において連携する分野は多岐にわたる。公認心理師や臨床心理士をはじめとして，医師や看護師，リハビリテーション職などの医療分野，社会福祉士や精神保健福祉士などの保健福祉分野，対象者が社会人であれば職場を含む産業分野，対象者が教育課程であれば学校などの教育分野など多くの分野と連携を行う。多様な専門家やときには非専門家と連携することで，対象者にとって最良となる支援を目指す。そして，その中心には対象となる対象者本人やその家族がいることを忘れてはならない。心理臨床においては，心理支援の対象となる対象者やその家族がかかわるすべての領域が連携する対象となる（**図4**）。

図4 多職種連携の例

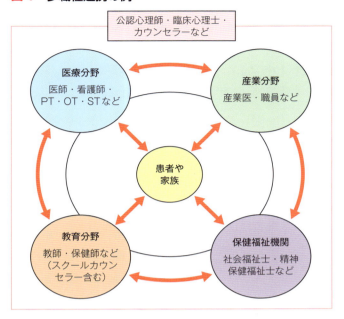

多職種連携の意義

　リハビリテーション職は，専門分野に関連した状況に対応できる。しかし，対象者や家族をめぐる環境や状況は画一的ではなく，例えばリハビリテーションへの意欲や転院への不安，退院後の生活への不適応など，対象者はそれぞれ課題を抱えている。

　対人支援は，対象者や家族の意向を確認し，その情報をかかわる支援者全員が共有しつつ，それぞれの専門性から意見を出し合うことが大切である。そうして対象者や家族にとって最良の選択を心掛けていかなければならない。

　近年，医療分野では**チーム医療**の考え方が浸透している。医療に従事する多種多様な専門スタッフが，高度な専門性を背景に連携することで対象者に的確な医療を提供する。医療分野に限らず，多職種で連携をしていくためには，まず自分の職種がもつ専門性を理解すること，そして関連する他の職種についても認識を深めることが望まれる。それぞれの領域でお互いを理解し協働することで，よりよい支援が実現できるのである。

5 公認心理師の役割

- 公認心理師は保健医療・福祉・教育・司法・犯罪・産業・労働などそれぞれの分野で支援を行う。
- 心理支援はクライエントを中心として行われる。
- 公認心理師はクライエントの心理的・物理的安全を守らなければならない。

公認心理師とクライエントの関係

心理臨床の場面では、支援対象者のことを「クライエント」とよぶ。クライエントは英語で依頼者という意味で、心理支援はクライエントからの依頼（相談）があって成立するという立場で支援を行う。公認心理師は、他のリハビリテーション職と同様にどんな分野に所属していても、**クライエントを中心とした支援**を行うことが大切である。公認心理師が一方的に支援を行うのではなく、クライエントが自らかかわる関係性を築いていかなければならない。

インフォームド・コンセント

公認心理師は支援の内容についてクライエントにあらかじめ説明し、クライエントが自分の意志で支援内容に同意をしてもらう必要がある。これを**インフォームド・コンセント**（説明と同意）という。

インフォームド・コンセントでは、専門用語を使わずにクライエントが理解できるよう、丁寧に説明する必要がある。支援方法について話し合い、クライエントが納得したうえで支援は開始されなければならない。また、インフォームド・コンセントは公認心理師とクライエントがラポールを形成して支援関係を構築するための土台となるものである。そのため、初回面接はできるだけ早い時期に行うとよい。

公認心理師の役割

公認心理師は、保健や医療、福祉、教育、司法犯罪、産業など、さまざまな分野で対象者の支援を行っている。それぞれの分野で求められる役割は多様だが、共通しているのはクライエントの安全を守るということである。

クライエントが自己開示を行うためには、自己の存在が脅かされない、話す内容が漏洩しないという安心感を得ていることが大切である。そのため、安心して話せる場を提供しなければならない。

また、例えばクライエントが虐待を受けていたり、いじめやドメスティック・バイオレンス（DV）の被害者である場合などは、クライエントの人権や生命の安全を守る場であることも必要になる。

クライエントが抱えている問題の多くはプライベートでセンシティブな内容である。支援を要請しているという事実も含めて、プライバシーや人権、生命の安全に配慮した対応が求められる。心理面だけでなく物理的な安心・安全をクライエントに保障することが、クライエントを支援するうえで非常に大切である。

*DV：domestic violence

まとめ

- 心理学の起源となった心理実験室を開設したのは誰か（☞ p.70）。 `試験`
- 臨床心理学における実験法で代表的なものを2つ挙げよ（☞ p.72）。 `試験`
- 秘密保持義務の例外にはどんなものがあるか（☞ p.75）。 `実習` `試験`
- 転移・逆転移とは何か（☞ p.75）。 `実習` `試験`
- 多職種連携において中心となるのは誰か（☞ p.76）。 `実習`
- 支援の内容についてあらかじめ説明し，同意を得ることを何というか（☞ p.78）。 `実習` `試験`

2章 臨床心理学

【引用文献】

1) 下山晴彦 ほか監：公認心理師スタンダードテキストシリーズ臨床心理学概論, p38-47, ミネルヴァ書房, 2020.
2) 下山晴彦 編：よくわかる臨床心理学 改訂新版, p18-25, ミネルヴァ書房, 2009.
3) 小林重雄：総説臨床心理学, p12, コレール社, 2001.
4) 日本心理研修センター 監：公認心理師養成の実習ガイド, p3, 日本評論社, 2019.
5) 厚生労働省：厚生労働省ホームページ, 公認心理師（https://www.mhlw.go.jp/stf/seisakunitsuite/bunya/0000116049.html）
6) 下山晴彦 ほか監：公認心理師スタンダードテキストシリーズ 福祉心理学, p160-170, ミネルヴァ書房, 2021.

【参考文献】

1. 下山晴彦 訳：臨床心理学入門, 東京大学出版会, 2019.
2. 下山晴彦 ほか編：公認心理師必携 精神医療・臨床心理の知識と技法, 医学書院, 2016.
3. 下山晴彦：臨床心理学をまなぶ1 これからの臨床心理学, 東京大学出版会, 2010.
4. 下山晴彦：臨床心理学をまなぶ2 実践の基本, 東京大学出版会, 2014.
5. 下山晴彦：臨床心理アセスメント入門, 金剛出版, 2008.
6. 野島和彦：公認心理師の職責 公認心理師養成大学・大学院ガイド, 日本評論社, 2018.
7. 日本心理研修センター 監：公認心理師現任者講習会テキスト 改訂版, 2019.
8. 山崎久美子 ほか編：保健医療・福祉領域で働く心理職のための法律と倫理, ナカニシヤ出版, 2016.
9. 安藤寿康 ほか編：事例に学ぶ心理学者のための研究倫理, ナカニシヤ出版, 2011.
10. 赤林　朗 編：改訂版入門医療倫理, 勁草書房, 2017.
11. Freud, S：The Dynamics of Transference, Standard Edition, Vol. 12. trans. Strachey J, London, Hogarth Press, 1912.
12. 小此木啓吾 訳：転移の力動性について フロイト著作集9, 人文書院, 1983.
13. 内山　靖 ほか編：コミュニケーション論・多職種連携論, 医歯薬出版, 2021.
14. 下山晴彦 ほか監：公認心理師スタンダードテキストシリーズ 公認心理師の職責, ミネルヴァ書房, 2020.
15. 日本心理研修センター 監：公認心理師臨時増刊号, 金剛出版, 2016.

2章 臨床心理学

2 異常心理

1 防衛機制

- フロイトは「こころ」は意識，前意識，無意識の3層になっており，そして，自我，超自我，エス（イド）からできていると考えた。
- 自我は超自我やエス（イド），そして外界からの刺激を受けて，常に存在を脅かされているため，自分自身を守るためのメカニズムを生み出した。それを防衛機制という。

こころの構造

「こころ」とは何だろうか？　これを考えるための理論を生み出したのが，オーストリアの精神科医Sigmund Freudである。フロイトは，われわれの「こころ」は**意識**，**前意識**，**無意識**の3層構造になっていると考えた（図1）。自分では意識できない部分を無意識とよぶが，フロイトは無意識をさらに2つに分け，一時的に思い出せなくなっても，何かのきっかけで思い出せる，意識できるようになる部分を前意識，まったく意識できない部分を無意識とした。この理論は**局所論**とよばれている。

その後，フロイトは患者を治療していくなかで，言い間違いや度忘れなどの日常生活で起こる間違い，身体的には問題がないのに咳が止まらない，腕や足が痛いなどの神経症の症状，そして寝るときに見る夢などがなぜ起こるのかを検討したところ，意識化できない「無意識」のなかに抑圧されたものがあるのではないかという考えに至り，「こころ」は**自我**，**超自我**，**エス（イド）**からできていると考えた。

自我とは，自分が「これが私だ」と思っているものであり，自分の成長とともに自我も成長する。超自我とは，自我の内部にあって，自分は「こうあるべきだ」と理想を掲げ，「〜してはいけない」と禁止を求めるものである。エスとは，無意識のなかにある欲動を満足させようとするため，ひたすら快楽原則に従うものである。自我は自分を守るために超自我とエスの力をコントロールし，調整していると考える。この理論は**構造論**とよばれている。

防衛機制

自我は超自我やエス，そして外界からの刺激を受けて，常に存在を脅かされているため，自分自身を守るためのメカニズムを生み出した。

図1　フロイトの構造論

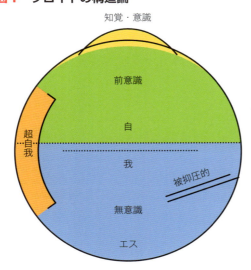

それが**防衛機制**である。例えば，お腹が空いたからといって，コンビニエンスストアに陳列されている食べ物を勝手に食べてしまうのは犯罪である。食べたくても，まずはその食べ物をレジに持って行き，お金を払って受け取るという社会的なルールを守るために自我をコントロールしなければならない。一方で，「良い子になりなさい」，「お客様のために用意したデザートを勝手に食べてはいけない」などといった超自我の命令にも従わなくてはならない。このように自我は崩壊の危機に常にさらされているため，自分自身を守ることが重要になるのである。

George Vaillant（ジョージ ヴァイラント）は防衛機制を精神病的な防衛，未熟な防衛，神経症的な防衛，成熟した防衛の4つに分類した（**表1**）。精神病的な防衛は，精神病に至る過程で使用される防衛機制で，現実を避けたり，否定したり，歪曲したりするという特徴がある。未熟な防衛は，青年期の直前や性格に異常がある成人に現れることが多い。親密さや親密さを失うことに対する不安によって使用され，社会的には望ましくないととらえられるが，対人関係構築能力やパーソナリティの成長に伴って，コントロールされるようになる。神経症的な防衛は，神経症的な人や精神的に健康な人にもよく現れ，苦悩を伴う感情を軽減するために利用される。状況によっては社会的に許される場合もある。成熟した防衛は，健全なものであり，社会に順応しているといえ，自分自身の欲求，社会からの要求，対人関係といった三者の統合につながる。

治療の過程で起こる心理的反応

治療が進んでいくと患者が**転移**とよばれる現象を起こす場合がある。転移とは，本来であれば別の人に向ける感情を治療者に向けてくる現象である。例えば，本当は父親に怒りの感情をぶつけたいのに，父親にぶつけることができないので，治療者に怒りをぶつけるということである。治療者に好意や愛情を向ける場合は**陽性転移**とよばれ，怒りのように憎しみや敵意を向ける場合は**陰性転移**とよばれる。そして，患者の転移で向けられた感情に治療者が反応して治療者の感情を患者へ返すことを**逆転移**という。

> **実践!! 臨床に役立つアドバイス**
>
> **慢性閉塞性肺疾患（COPD）と防衛機制**
>
> 慢性閉塞性肺疾患（COPD）患者は，健常者と比較して防衛機制のうち未熟や神経症的なプロフィールを示すとされており，それらの防衛機制の強さは，低い健康関連QOLと呼吸困難の強さと独立して関連していると報告されている（**図2**）。特に，COPD患者の防衛機制である身体化（特定の原因がないにもかかわらず不調を訴える）は，呼吸困難の重症度と独立して関係する。つまり，COPD患者は呼吸困難のために不安・抑うつを生じるが，健康関連QOLの低下の原因は，必ずしも呼吸困難によって生じた不安・抑うつとは限らないということである（**図3**）。そのため，COPD患者の健康関連QOLの低下には，呼吸困難と防衛機制による双方が複雑に関連すると考えられる。呼吸リハビリテーションによって呼吸困難が改善したにもかかわらず，健康関連QOLが改善しない場合には，患者の根底にある人格構造の影響も予測される。

図2　COPD患者の防衛機制と健康関連QOL，呼吸困難との関係

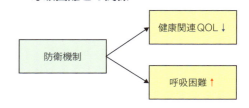

図3　COPD患者の呼吸困難と不安・抑うつ，健康関連QOLとの関係

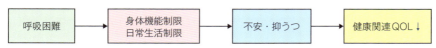

---

*COPD : chronic obstructive pulmonary disease　　*QOL : quality of life

表1　防衛機制の分類

精神病的な防衛	投影	自分の内側から湧いてくる受け入れがたい衝動などを，自分がもっているとは気付かず，自分はそうしたものをもっていないと思い込み，他人のほうがもっていると思い込む。自分の外部のものとして知覚し反応する。【例】相手が自分に怒っていないにもかかわらず，相手は自分に怒っていると思ってしまう。この場合，実は自分が相手に怒っているのである。
	否認	見えてはいるが，自分にとって受け入れがたいものは見えていると認めることを拒んだり，聞いてはいるが，実際に聞いたことを否定したりする。否認することによって現実の何らかの苦痛を認知することを避ける。【例】ある親族と財産分与のやり取りがあって，分与の仕方を決めたにもかかわらず，次に話した際に何も決まっていなかったようになる。この場合，その親族にとって財産分与の仕方が到底受け入れられない内容だったのである。
	歪曲	外の世界で実際に経験した現実を，非現実的な誇大妄想，幻覚，願望充足型の妄想といった形で自分の内面から出てくるそうであって欲しいという欲求に合うように経験した現実を作り変えてしまう。【例】さまざまな考え方ができることであっても，自分の考えがすべてであり，周りの考えは間違っていると主張する。
未熟な防衛	行動化	湧いてくる感情を認識することを避けるため，無意識的な願望や衝動を直接行動で表現する。【例】違法な薬物に手を出すことはだめだとわかってはいるが耐えることができず，衝動に従って薬物に手を出してしまう。
	取り入れと同一視	他人の態度や行動を自分に取り入れる。人間は，自分が望ましいと思う人の態度や行動を自分に取り入れることによって社会的に成長していく。【例】幼児は自分の周りにいる母親，父親，兄弟姉妹などの態度や行動を取り入れ，模倣している。
	退行	現在の発達段階で生じた不安や反感を避けるため，それ以前の発達・機能段階へもどる。【例】年齢相応に成長し，おむつが取れていたのに，弟や妹が生まれるとまたお漏らしをしてしまったり，指しゃぶりをするようになる。これは弟や妹が生まれたことによって，自分も赤ちゃんにもどらないと親からかわいがってもらえない，見捨てられてしまうといった不安から無意識的に生じる。
神経症的な防衛	置き換え	衝動あるいは感情が湧いてきて葛藤状態に陥ったときに，それを解決するために1つの対象から，別の対象へ移行する。【例】職場で上司や同僚に腹が立ち，家に帰ってからゴミ箱を蹴り飛ばす。
	解離	情動的な苦悩を避けるため，自分のパーソナリティあるいは自分の同一性を一時的だが徹底的に一部変更する。【例】多重人格，とん走，ヒステリー転換反応など。
	知性化	感情や衝動が湧いてきたときに，過度に整然と考えることによって感情を喪失させ，受け入れがたい衝動から生じる不安から自身を防衛する。【例】相手に対する攻撃性が湧いてきたときに，直接的に攻撃するのではなく知的な論争で相手を言い負かす。
	隔離	普段は結び付いている観念と感情を分け，観念だけが意識に上がってくるようにして，感情は切り離して押し込め自覚しないようにする。【例】ジェットコースターに乗って「恐い」と言っているにもかかわらず，外から見るとまったく恐そうに見えない。
	合理化	理由を無理やり正当化あるいは誤った考えを納得させるようなものを作り上げ，受け入れられないような態度，信念，行為を正当化する。【例】煙草を吸っている人が禁煙するよう言われたときに，煙草を吸いながらも長生きした人はいるから，煙草と寿命は関係ないと喫煙を正当化する。
	反動形成	受け入れがたい衝動を正反対の形で表すことによって管理する。【例】すごく憎んでいる人に対して優しくする，好意を寄せている相手に対して嫌がることをしてしまう。
	抑圧	自分では認めたくない考えや出来事を無意識のなかに封じ込めてしまう。しかし，身体症状や夢という形で現れてくる可能性がある。【例】義理の兄に好意をもっている自分を許すことができず，その思いを封じ込め，それが両足の痛みという症状で現れる。
成熟した防衛	ユーモア	自分自身が不快になったり行動できなくなったりすることなく，そして他人に不快感をもたらすことなく，感情や考えを明確に表現する。【例】不愉快な出来事にあっても冗談を言って周りの人々の笑いを誘い，その場を和ませる。
	昇華	社会的に好ましくない目的や対象を社会的に評価される形に変え，衝動的な欲求の充足を得て目的を維持する。【例】湧いてくる攻撃性や性的な欲求をスポーツに注ぎ込むことで解消する。

先の例でいえば，怒りをぶつけられた治療者自身が怒って患者に怒りをぶつけることである。このように逆転移は治療の妨げになる場合があり，治療者には患者の転移を理解し，自分自身の逆転移に気付いてコントロールすることが求められる。

また，治療がうまく進まない場合，患者が抵抗を示している可能性がある。例えば，患者が治療者に不満を抱き，沈黙を続けるということがある。これを**行動化**とよぶ。患者が話したくないこと，思い出したくないことなどに近付くと抵抗が起こりやすい。

2 気分障害

- 気分障害はDSM-5-TRでは「双極症及び関連症群」と「抑うつ症群」に含まれる。
- 双極症及び関連症群，抑うつ症群，それぞれに特徴があり，その特徴に合わせた治療や支援が重要である。

気分障害

気分障害はDSM-5-TRでは「双極症及び関連症群」と「抑うつ症群」に含まれ，ICD-11では「気分症群」に含まれる。

双極症及び関連症群

双極症及び関連症群には主に**双極症Ⅰ型**，**双極症Ⅱ型**，**気分循環症**がある。これらは躁エピソード（**表2**），軽躁エピソード（**表3**），抑うつエピソード（**表4**）がどの程度あるのかで診断される。

気分障害の特徴

気分障害の特徴として，うつ状態（病相）だけを繰り返す単極型のうつ病は40〜50歳代に発症しやすく，女性に多い。遺伝性は少ない。うつ状態と躁状態（病相）を繰り返す双極型の躁うつ病は20歳代に発症しやすく，男女差は見られない。遺伝性が多い。気分障害の有病率は一般人口の3〜5％である。誘因としては，生活環境面や心理面の急激な変化や感染・身体疾患などがあるが，躁うつ病と比較しうつ病では環境誘因が多いとされる。また，躁うつ病では自殺率が高いとされる。

表2　DSM-5-TRにおける躁エピソード

A. 気分が異常かつ持続的に高揚し，開放的または易怒的となる。加えて，異常にかつ持続的に亢進した活動または活力がある。このような普段とは異なる期間が，少なくとも1週間，ほぼ毎日，1日の大半において持続する。
B. 気分の混乱と活動または活力が亢進した期間中，以下の症状のうち3つ以上が有意の差をもつほどに示され，普段の行動とは明らかに異なった変化を象徴している。
　(1) 自尊心の肥大，または誇大
　(2) 睡眠欲求の減少（例えば，3時間眠っただけで十分な休息がとれたと感じる）
　(3) 普段より多弁であるか，しゃべり続けようとする切迫感
　(4) 観念奔逸，または思考が疾駆しているといった主観的な体験
　(5) 注意があまりにも容易に，重要でないまたは関係のない外的刺激によって他に転じる注意転導性
　(6) 目標指向性の活動の増加，または精神運動興奮
　(7) 困った結果につながる可能性が高い活動に熱中
C. この気分の混乱は，社会的または職業的機能に著しい障害を引き起こしている。あるいは自分自身または他人に害を及ぼすことを防ぐため入院が必要であるほど重篤である。または精神病性の特徴を伴う。
D. 本エピソードは，物質（例えば，乱用薬物，医薬品，または他の治療）の生理学的な作用，または他の医学的な状態によるものではない。

表3　DSM-5-TRにおける軽躁エピソード

A. 気分が異常かつ持続的に高揚し，開放的または易怒的となる。加えて，異常にかつ持続的に亢進した活動または活力のある，普段とは異なる期間が，少なくとも4日間，ほぼ毎日，1日の大半において持続する。
B. 気分の混乱と活力および活動が亢進した期間中，以下の症状のうち3つ以上が持続しており，普段の行動とは明らかに異なった変化を示しており，それらは有意の差をもつほどに示されている。
　(1) 自尊心の肥大，または誇大
　(2) 睡眠欲求の減少（例えば，3時間眠っただけで十分な休息がとれたと感じる）
　(3) 普段より多弁であるか，しゃべり続けようとする切迫感
　(4) 観念奔逸，または思考が疾駆しているといった主観的な体験
　(5) 注意があまりにも容易に，重要でないまたは関係のない外的刺激によって他に転じる注意転導性
　(6) 目標指向性の活動の増加，または精神運動興奮
　(7) 困った結果につながる可能性が高い活動に熱中
C. 本エピソード中は，症状のないときのその人固有のものではないような，疑う余地のない機能の変化と関連する。
D. 気分の混乱や機能の変化は，他者から観察可能である。
E. 本エピソードは，社会的または職業的な機能に著しい障害を引き起こしたり，または入院を必要とするほど重篤ではない。もし精神病性の特徴が伴えば，定義上，そのエピソードは躁エピソードとなる。
F. 本エピソードは，物質（例えば，乱用薬物，医薬品，あるいは他の治療）または他の医学的な状態の生理学的な作用によるものではない。

表4　DSM-5-TRにおける抑うつエピソード

A. 以下の症状のうち5つ以上が同じ2週間の間に存在し，病前の機能からの変化を起こしている。これらの症状のうち少なくとも1つは，(1) 抑うつ気分，または(2) 興味または喜びの喪失である。
　(1) 悲しみ，空虚感，または絶望感を感じるといったその人自身の言葉か，涙を流しているように見えるといった他者の観察によって示される。ほとんど1日中，ほとんど毎日が抑うつ気分
　(2) ほとんど1日中，ほとんど毎日の，すべて，またはほとんどすべての活動における興味または喜びの著しい減退
　(3) 食事療法をしていないのに，有意な体重減少，または体重増加，またはほとんど毎日の食欲の減退または増加
　(4) ほとんど毎日の不眠または過眠
　(5) ほとんど毎日の精神運動興奮または制止
　(6) ほとんど毎日の疲労感，または気力の減退
　(7) ほとんど毎日の無価値観，または過剰であるか不適切な罪責感
　(8) 思考力や集中力の減退，または決断困難がほとんど毎日認められる
　(9) 死についての反復思考，特別な計画はないが反復的な自殺念慮，はっきりとした自殺計画，または自殺企図
B. その症状は，臨床的に意味のある苦痛，または社会的，職業的，または他の重要な領域における機能の障害を引き起こしている。
C. そのエピソードは物質の生理学的な作用，または他の医学的な状態によるものではない。

■双極症Ⅰ型

　双極症Ⅰ型と診断するためには，1つ以上の躁エピソードに該当することが必要である。そして，その躁エピソードはその他の精神疾患では説明することが難しい。躁エピソードには軽躁エピソードや抑うつエピソードが先行したり，後に続いたりしていることがある。その症状は，日常生活に苦痛や支障を引き起こしている。そのエピソードは薬などの物質を使用した際の作用や他の疾患の症状によるものではない。

■双極症Ⅱ型

　双極症Ⅱ型の診断のためには，1つ以上の軽躁エピソードが診断基準に該当し，加えて1つ以上の抑うつエピソードが診断基準に該当する必要がある。また，過去に躁エピソードがない。そして，その軽躁エピソードと抑うつエピソードはその他の精神疾患では説明することが難しい。抑うつの症状または抑うつと軽躁を頻繁に交代することで生じる予測不能性が，日常生活に苦痛や支障を引き起こしている。

■気分循環症

少なくとも2年間（児童および青年の場合は少なくとも1年間）にわたって軽躁エピソードの基準は満たさない軽躁症状を伴う多くの期間と，抑うつエピソードの基準は満たさない抑うつ症状を伴う多くの期間が存在する。この期間中，少なくとも半分は軽躁症状や抑うつ症状を伴う期間があり，症状がなかった期間は2カ月未満である。抑うつエピソード，躁エピソードまたは軽躁エピソードの基準は満たさない。そして，その軽躁症状と抑うつ症状は薬などの物質を使用した際の作用や他の疾患の症状によるものではない。症状は，日常生活に苦痛や支障を引き起こしている。

抑うつ症群

抑うつ症群には主に**重篤気分調節症**，**うつ病**，**持続性うつ病**，**月経前不快気分障害**がある。

■重篤気分調節症

激しい暴言などの言語的攻撃，人物や器物に対する物理的攻撃といった行動的に表出するような激しい繰り返しのかんしゃく発作があり，持続時間が著しく長い。そのかんしゃく発作は発達の水準に合っておらず，平均して週に3回以上起こる。症状は12カ月以上持続し，家庭，学校，友人関係のうち2つ以上で存在し，少なくとも1つの場面で顕著である。症状の出現は10歳以前である。この症状は薬などの物質を使用した際の作用や他の疾患の症状によるものではない。

■うつ病

以下の症状のうち5つ以上が2週間の間に存在している。これらの症状のうち少なくとも1つは抑うつ気分，興味または喜びの喪失である。
(1)悲しみ，空虚感，絶望感，涙を流しているように見えるといった抑うつ気分がほとんど1日中，ほとんど毎日ある
(2)すべて，またはほとんどすべての活動における興味または喜びの著しい減退がほとんど1日中，ほとんど毎日ある
(3)顕著な体重減少または体重増加，またはほとんど毎日の食欲の減退または増加がある
(4)ほとんど毎日の不眠または過眠がある
(5)ほとんど毎日の精神運動興奮または制止がある
(6)ほとんど毎日の疲労感，または気力の減退がある
(7)ほとんど毎日の無価値感，または過剰で不適切な罪責感がある
(8)思考力や集中力の減退，または決断困難がほとんど毎日ある
(9)死についての反復思考，反復的な自殺念慮，はっきりとした自殺計画，または自殺企図がある

症状は，日常生活に苦痛や支障を引き起こしている。そして，この症状は薬などの物質を使

実践!! 臨床に役立つアドバイス

不安・抑うつの評価

心疾患や呼吸器疾患では，不安・抑うつ症状を合併することは珍しくない。不安・抑うつを評価する方法として，日本ファイザー製薬から発行されているPHQ-9日本語版「こころとからだの質問票」を参考にするとよい。国内における『心血管疾患におけるリハビリテーションに関するガイドライン』においても，抑うつの評価尺度として取り上げられている評価法である。PHQ-9日本語版では，カットオフ値は10点以上で大うつ病性障害が存在する可能性の閾値としている。その他にHADSがある。HADSは不安・抑うつの評価尺度で，0〜7点が「不安・抑うつなし」，8〜10点が「疑いあり」，11点以上が「不安・抑うつあり」と判断される。COPDの評価でも有用とされる。不安・抑うつが疑われる患者に対しては，身体機能だけでなく，精神・心理面の評価も併せて実施していくことが求められる。

＊PHQ：Patient Health Questionnaire　＊HADS：Hospital anxiety depression scale

用した際の作用や他の疾患の症状によるものではない。

■ 持続性うつ病

抑うつ気分がほとんど1日中存在し，抑うつ気分のない日よりもある日のほうが多く，その状態が少なくとも2年間続いている。抑うつの間は，以下のうち2つ以上の症状が存在する。
(1)食欲の減退または増加がある
(2)不眠または過眠がある
(3)気力の減退または疲労感がある
(4)自尊心の低下がみられる
(5)集中力の低下または決断困難がみられる
(6)絶望感がある

2年間のなかで，一度に2カ月を超える期間，症状がなかったことはない。2年間，うつ病の基準を持続的に満たしている可能性がある。躁エピソードまたは軽躁エピソードはない。症状は，日常生活に苦痛や支障を引き起こしている。そして，この症状は薬などの物質を使用した際の作用や他の疾患の症状によるものではない。

■ 月経前不快気分障害

ほとんどの月経周期において，月経開始前最終週に5つ以上の症状が認められ，月経開始数日以内に軽快し始め，月経終了後の週には最小限になるか消失する。以下の症状のうち，1つ以上が存在する。
(1)著しい感情の不安定性がある
(2)著しい易刺激性，怒り，または対人関係の摩擦の増加がみられる
(3)著しい抑うつ気分，絶望感，または自己批判的な思考がみられる
(4)著しい不安，緊張，"高ぶっている"とか"いらだっている"という感覚がある

そしてさらに，以下の症状のうち1つ以上が存在し，上記の症状と合わせると，症状は5つ以上になる。
(1)通常の活動における興味の減退がある
(2)集中困難の自覚がある
(3)倦怠感，易疲労性，または気力の著しい欠如がある
(4)食欲の著しい変化，過食，または特定の食物への渇望がある
(5)過眠または不眠がある
(6)圧倒される，または制御不能という感じがある
(7)他の身体症状，例えば，乳房の圧痛または腫脹，関節痛または筋肉痛，"膨らんでいる"感覚，体重増加がある

症状は，日常生活に苦痛や支障を引き起こしている。そして，この症状は薬などの物質を使用した際の作用や他の疾患の症状によるものではない。

治療と支援

抑うつ症の場合，抗うつ薬による薬物療法が行われる。抗うつ薬にはイミプラミンやアミトリプチリンなどのほかに，副作用がより少ないフルボキサミン，パロキセチン，ミルナシプラン，セルトラリンなどのSSRIやSNRIが用いられる。患者に対しては病気の説明と療養の指導，自殺の予防が重要であり，物事のとらえ方や感じ方がマイナス方向に偏る「認知の歪み」や「否定的思考」がある場合には，再発予防の観点からも認知行動療法が有効である。また，家族へ説明し，治療に協力してもらうことも重要である。

双極症の場合，炭酸リチウムのほか，カルバマゼピン，バルプロ酸ナトリウム，ラモトリギンなどの抗てんかん薬による薬物療法が行われる。躁状態によって興奮や社会的な逸脱行動が著しい場合や，睡眠不足や食事量の減少などで身体が衰弱している場合には，入院治療が必要である。また，抑うつ症と同様，家族へ説明し，治療に

協力してもらうことも重要であり，状況によってはデイケアや地域活動支援センター，自助グループへの参加を通じて，仲間づくりや社会的なつながりを保つ工夫が有効である。

3 知的障害

- 知的発達症（知的能力障害）は発達期に発症し，概念的，社会的，実用的な領域における知的機能と適応機能両面の欠陥を含む障害である。
- 知的発達症（知的能力障害）は症状の程度によって，軽度，中等度，重度，最重度に分けられる。

知的障害

知的障害はDSM-5-TRでは「神経発達症群」のなかの「知的発達症群」に含まれ，ICD-11では「神経発達症群」のなかの「知的発達症」に含まれる。

知的発達症（知的能力障害）

知的発達症（知的能力障害）は発達期に発症し，概念的，社会的，実用的な領域における知的機能と適応機能両面の欠陥を含む障害である。

概念的な領域とは，記憶，言語，読字，書字，数学的思考，実用的な知識の習得，問題解決，新奇場面における判断といった能力などの領域である。社会的な領域とは，他者の思考，感情および体験を認識すること，共感，対人コミュニケーション技能，友情関係を築く能力，社会的な判断などの領域である。実用的な領域とは，自己管理，仕事の責任，金銭管理，遊び，行動の自己管理，学校と仕事の課題の調整といった実生活での学習および自己管理などの領域である。

知的発達症（知的能力障害）と診断するには，3つの基準を満たさなければならない。1つ目は，臨床的評価および個別化，標準化された知能検査によって，論理的思考，問題解決，計画，抽象的思考，判断，学校での学習および経験からの学習など，知的機能の欠陥が確認されることである。2つ目は，個人の自立や社会的責任において発達的および社会文化的な水準を満たすことができなくなるという適応機能の欠陥である。継続的な支援がなければ，適応上の欠陥は家庭，学校，職場，地域社会といった多岐にわたる環境においてコミュニケーション，社会参加，自立した生活といった複数の日常生活活動における限られた機能しか発揮することができない。3つ目は，知的や適応の欠陥が発達期の間に発症していることである。

知的発達症（知的能力障害）は，症状の程度によって軽度，中等度，重度，最重度に分けられる。

■ 軽度（IQ：50〜70）
概念的な領域

就学前の児童には，明らかな差はないこともある。学齢期の児童および成人においては読字，

知的障害の要因

知的障害の要因として，病理的要因と生理的要因がある。病理的要因は，胎生期から出生・発達の過程で，感染，外傷，中毒，代謝障害，内分泌障害，染色体異常などにより脳が障害されるものである。生理的要因は，明らかな原因がなく知能が低位のものであり，正常群からの連続として考えられる。神経線維腫症では皮膚色素沈着（カフォオレ斑）がみられるといったように，精神医学の分野において知的障害がみられる疾患とその特徴を押さえておく。

書字，算数，時間または金銭などの学習技能を身に付けることが難しく，年齢相応にするために，1つ以上の領域で支援を必要とする。成人では，学習技能の機能的な使用の他に，抽象的な思考，実行機能（計画すること，戦略を立てること，優先順位を設定すること，認知的な柔軟性をもつこと），短期記憶が障害される。同年代と比べて，問題に対する解決方法は型にはまったものが多く，柔軟性に欠ける。

社会的な領域

定型発達の同年代に比べると，対人的な相互反応において未熟である。例えば，友人がノンバーバルな合図を示したとしても，それを正確に理解することが難しい場合がある。コミュニケーション，会話，言語は年齢相応に期待されるよりも型にはまっているか，もしくは未熟である。年齢に応じた方法で情動や行動を制御することが難しい可能性があり，この難しさは周りにいる友人によって指摘される。社会的な状況における危険性の理解には限界があり，社会的な判断についても年齢に比べて未熟なため，他人に騙されるといった危険性がある。

実用的な領域

自己管理では年齢相応に機能することが多い。同年代と比べ，複雑な日常生活上の課題ではいくらかの支援を必要とする。例えば，成人期においては，食料品の買物，移動手段，家事および子育ての調整，栄養に富んだ食事の準備，銀行取引や金銭管理などには支援を要する。遊ぶ技能は同年代の者達に準じるが，遊びを楽しめるかどうかや遊びを実施する場所についての判断には支援を要する。成人期には読字，書字，算数などの概念的な技能に重点を置かない職業に雇用されることがしばしばみられる。一般的に健康管理上の決断や法的な決断を下すこと，技能を要する仕事をうまくこなせるようになることには支援を要する。子育てをするにも支援が必要である。

■ 中等度（IQ：35～49）

概念的な領域

発達期を通じて，個人の概念的な能力は同年代の人と比べて明らかに遅れている。学齢期前の幼児においては，言語および就学前技能は発達に遅れがある。学齢期の児童において，読字，書字，算数，時間や金銭の理解の発達は学齢期を通して遅れており，同年代の発達と比べると明らかに制限されている。成人においては，学習技能の発達は通常，初等教育の水準であり，仕事や私生活における学習技能の応用のすべてに支援が必要である。毎日の生活上の概念的な課題を達成するため，毎日行われる継続的な支援が必要であり，本人ではなく支援する人が責任をもつことが求められる場合がある。

社会的な領域

社会的な行動およびコミュニケーション行動において，発達期を通して同年代と明らかな違いがある。話し言葉は社会的なコミュニケーションにおいて通常，基本的な手段ではあるが，友人と比べてはるかに単純である。人間関係については，家族や友人との関係性から考えることができ，生涯を通してよい友人関係をもつことや，成人期に恋愛関係をもつ可能性もある。しかし，他者からのノンバーバルな合図を正確に理解することができない，または解釈できない可能性がある。社会的な判断能力および意思決定能力は限られており，人生の決断をするには支援者の手伝いを必要とする。定型発達の友人との友情はしばしばコミュニケーションまたは社会的な制限によって影響を受ける。職場でうまくやっていくためには，社会的およびコミュニケーショ

ンにおけるかなりの支援が必要となる。

実用的な領域

　食事をすること，身支度すること，排泄すること，身のまわりをきれいにすることなどは可能であるが，これらの領域で自立するには，長時間の指導と時間が必要であり，何度も注意喚起しなければならない。同様に，成人期までにすべての家事にかかわることは可能であるが，長期間の指導が必要であり，年齢相応にするには継続的な支援が必要となる。概念的およびコミュニケーション技能の必要性がそれほど求められない仕事は自立して就労できる可能性はあるが，社会的な期待，仕事の複雑さ，および計画，移動手段，健康保険給付，金銭管理などのそれに付随した責任ある仕事を果たすためには，同僚，監督者および他人によるかなりの支援が必要である。広範囲の遊びの技能は発達しうるが，通常，これらの能力は長期にわたる支援や学習機会を必要とする。不適応行動は少数ではあるが存在し，社会的な問題を引き起こす場合がある。

■ 重度（IQ：20〜34）

概念的な領域

　概念的な能力の獲得は限られている。通常，書かれた言葉，数，量，時間，金銭などの概念をほとんど理解することができない。支援者は生涯を通して本人の問題解決など多岐にわたる支援を提供する必要がある。

社会的な領域

　話し言葉は語彙および文法に関してかなり限られる。会話は単語あるいは句であることもあれば，付け加えるようなやり方で追加される。会話およびコミュニケーションは毎日の出来事のうち，今この場に焦点が当てられる。言語は解説よりも社会的なコミュニケーションのため

に用いられる。単純な会話と身振りによるコミュニケーションを理解することはできる。家族や親しい人との関係は楽しみや支援の源泉になる。

実用的な領域

　食事をすること，身支度をすること，入浴すること，排泄することを含むすべての日常生活上の行動に支援を必要とし，常に監督が必要である。自分自身あるいは他人の幸福に関して責任ある決定をすることはできない。成人期において，家庭での課題，遊び，仕事への参加には継続的な支援が必要である。すべての領域における技能の習得には，長期の教育と継続的な支援を要する。自傷行為を含む不適応行動は少数であるが存在する。

■ 最重度（IQ：20未満）

概念的な領域

　概念的な技能は通常，文字を利用した記号的な理解は難しく，物理的な使用につながる。自己管理，仕事，遊びにおいて，その目標を達成するために物を使用する。物理的な特徴に基づいた照合や分類など，視空間的な技能は習得できる可能性はあるが，運動と感覚の障害が併発していると，物の機能的な使用を妨げることもある。

社会的な領域

　会話や身振りにおける記号的なコミュニケーションの理解は非常に限られている。いくつかの単純な指示や身振りは理解できる可能性がある。自分の欲求や感情の大部分を非言語的および非記号的なコミュニケーションを通して表現する。よく知っている家族，世話する人，親しい人との関係を楽しみ，身振りや感情による手がかりを通して，対人的な相互反応を開始し反応することはできる。しかし，身体および感覚の障害

が併発していると，多くの社会的な活動が妨げられる可能性がある。

実用的な領域

日常的な身体の世話，健康，安全すべての面において他者に依存するが，これらの活動の一部にかかわることは可能な場合がある。重度の身体的な障害がなければ，食事をテーブルに運ぶといった家庭での日常業務のいくつかを手伝うこともある。物を使った単純な行動は職業活動参加への基盤となるかもしれないが，それは高水準の継続的な支援が得られた場合である。遊びとして，音楽鑑賞，映画鑑賞，散歩，水遊びへの参加などもありうるが，すべてで他者の支援を必要とする。身体および感覚の障害を併発すると，多くの日常的な活動への参加の障壁となる。不適応行動は少数であるが存在する。

治療と支援

知的障害ではさまざまな異常行動や問題行動，精神症状などを伴うことが多く，知的障害が重度になるにつれて頻度も多く重篤になる傾向にある。具体的には，興奮，怒り，攻撃，恐怖などの精神症状，食事や食行動，排泄，睡眠，運動（多動，不穏，衝動行為）などにおいて異常がみられる。こうした異常に対しては，家庭や学校，福祉や保健・医療の各関係者が速やかに連携して，問題の発見や把握に努め，環境調整を含めた対応が重要である。

4 発達障害

- 発達障害には，注意欠如多動症，自閉スペクトラム症，言語症，限局性学習症，発達性協調運動症，常同運動症などがある。それぞれに特徴があり，特徴に合わせた治療や支援が重要である。
- 小児では言語的な能力が十分ではないため，言葉を用いた精神療法だけではなく，遊戯療法，箱庭療法，絵画など非言語的な方法を用いて支援を行う。

発達障害

発達障害はDSM-5-TR，ICD-11ともに「神経発達症群」に含まれる。ここでは，主に注意欠如多動症，自閉スペクトラム症，言語症，限局性学習症，発達性協調運動症，常同運動症について解説する。

注意欠如多動症

不注意や多動－衝動性によって，日常生活における，機能または発達が妨げられている。不注意については，以下の症状のうち6つ以上が少なくとも6カ月持続したことがあり，その程度は発達の水準に不相応で，社会的，学業的，職業的な活動に直接，悪影響を及ぼすレベルである。青年期後期（17歳以上）および成人では，診断するには5つ以上の症状が必要である。

(1) 学業，仕事や他の活動中にしばしば綿密に注意することができない。例えば，細部を見過ごしたり，見逃してしまうなど作業が不正確である。
(2) 課題または遊びの活動中にしばしば注意を持続することが難しい。例えば，講義，会話，または長時間の読書に集中し続けることが難しい。

(3) 直接話しかけられたときに，しばしば聞いていないように見える。
(4) しばしば指示に従えず，学業，用事，職場での義務をやり遂げることができない。
(5) 課題や活動を順序立てることがしばしば難しい。例えば，一連の課題を遂行することが難しい，資料や持ち物を整理しておくことが難しい，作業が乱雑でまとまりがない，時間の管理が苦手，締め切りを守れない。
(6) 精神的な努力の持続を要する課題に従事することをしばしば避ける，嫌う，またはいやいや行う。
(7) 学校教材，鉛筆，本，道具，財布，鍵，書類，眼鏡，携帯電話などといった課題や活動に必要なものをしばしばなくしてしまう。
(8) しばしば外的な刺激によってすぐに気が散ってしまう。
(9) しばしば日々の活動で忘れっぽい。

多動−衝動性については，以下の症状のうち6つ以上が少なくとも6カ月持続したことがあり，その程度は発達の水準に不相応で，社会的，学業的，職業的な活動に直接，悪影響を及ぼすレベルである。青年期後期（17歳以上）および成人では，5つ以上の症状が必要である。

(1) しばしば手足をそわそわ動かしたりとんとん叩いたりする，または椅子の上でもじもじする。
(2) 席についていることが求められる場面でしばしば席を離れる。
(3) 不適切な状況でしばしば走り回ったり高い所へ登ったりする。
(4) 静かに遊んだり，余暇活動につくことがしばしばできない。
(5) しばしばじっとしていない，またはまるでエンジンで動かされているように行動する。
(6) しばしば喋りすぎる。
(7) しばしば質問が終わる前に出し抜いて答え始めてしまう。例えば，他の人達の言葉の続きを言ってしまったり，会話で自分の番を待つことができない。
(8) 列に並んでいるときなど，しばしば自分の順番を待つことが困難である。
(9) しばしば他人を妨害し，邪魔する。例えば，相手に聞かずにまたは許可を得ずに他人の物を使い始めるかもしれない。

このような不注意または多動−衝動性の症状のうちのいくつもが12歳になる前から存在している必要がある。不注意または多動−衝動性の症状のうちのいくつもが家庭，学校，職場など2つ以上の状況において存在する。これらの症状が社会的，学業的，職業的な機能に支障をきたしているという明確な証拠がある。そして，この症状はその他の精神疾患では説明することが難しい。状態像としては，不注意・多動−衝動性が共にみられる場合，不注意が優勢にみられる場合，多動−衝動性が優勢にみられることがある。

自閉スペクトラム症

複数の状況で社会的なコミュニケーションおよび対人的な相互反応に以下の3つの症状すべ

注意欠如多動症の概要

注意欠如多動症について，診断基準のほか，概要についても整理しておく。注意欠如多動症の原因として脳からのドーパミンの機能障害や遺伝的要因の関連が考えられている。診断される子どもの割合は学童期の子どもの3〜7%であり，男児のほうが女児より3〜5倍多いといわれている。成人の割合は2.5%であるが，男女比は1：1に近づく。また，注意欠如多動症の子どもや大人では，うつ病，双極性障害，不安症などの精神疾患を伴っていたり，自閉スペクトラム症，限局性学習症（学習障害），チック症などの神経発達症（発達障害）を伴っていたりすることもある。治療は，環境への介入，行動への介入，薬物療法などを組み合わせて行うと効果が高いといわれている。

てがみられる。

(1)相互の対人的－情緒的な関係に支障があり，例えば，対人的に異常な近付き方や通常の会話のやりとりができないといったものから，興味，情動，感情を共有することの少なさ，社会的な相互反応を開始したり応じたりすることができないことなどに及ぶ。

(2)対人的な相互反応で非言語的なコミュニケーション行動を用いることに支障があり，例えば，まとまりが悪い言語的と非言語的なコミュニケーションから，視線を合わせることと身振りの異常，身振りの理解や不適切な使用，状況に合わない顔の表情や非言語的なコミュニケーションに及ぶ。

(3)人間関係を発展させ，維持し，それを理解することに支障があり，例えば，さまざまな社会的な状況に合った行動に調整することの難しさから，想像遊びを他者と一緒にすることや友人を作ることの難しさ，友人に対する興味の欠如に及ぶ。

　行動，興味，活動において以下の症状で2つ以上がみられる。

(1)おもちゃを一列に並べたり物を叩いたりするなどの単調な常同運動，反響言語，独特な言い回しといった常同的または反復的な身体の運動，物の使用，会話がある。

(2)同一性への固執，習慣への頑ななこだわり，言語的，非言語的で儀式的な行動様式がある。例えば，小さな変化に対する極度の苦痛，移行することの難しさ，柔軟性に欠ける思考様式，儀式のようなあいさつ習慣，毎日同じ道順をたどったり，同じ食物を食べたりすることへの要求がある。

(3)強度または異常なほど，きわめて限定され，執着する興味がある。

(4)感覚刺激に対する過敏さまたは鈍感さ，環境の感覚的な側面に対する並外れた興味がある。

例えば，痛みや温度に無関心のように見えるが，特定の音または触感に逆の反応をしたり，対象を過度に嗅いだり触れたり，光または動きを見ることに熱中する。

　症状は発達早期に存在しており，日常生活に支障を引き起こしている。これらの症状は知的発達症（知的能力障害）または全般的発達遅延では説明することが難しい。知的発達症と自閉スペクトラム症はしばしば同時に起こり，自閉スペクトラム症と知的発達症の併存の診断を下すためには，社会的なコミュニケーションが全般的な発達の水準から期待されるものより下回っていなければならない。

言語症

　話す，書く，手話などといった複数の様式の言語の習得や使用において，日常生活に支障をきたし，以下のような言語理解または言語産出に特徴がある。

(1)語彙が少ない

(2)構文が限定されている

(3)語法が不適切である

　言語能力は年齢において期待されるものより本質的かつ量的に低く，効果的なコミュニケーション，社会参加，学業成績，職業的能力の1つまたは複数において，機能的な制限をもたらしている。症状の始まりは発達期早期である。その難しさは，聴力や他の障害や疾患によるものではなく，知的発達症（知的能力障害）や全般的発達遅延によって説明することが難しい。

限局性学習症

　かつては学習障害とよばれていた。学習や学業的な技能の使用に難しさがあり，その難しさを対象とした介入が提供されているにもかかわらず，以下の症状が1つ以上存在し，少なくとも6カ月間持続していることで明らかになる。

(1)読字は不正確または速度が遅く，努力を要する

(2)読んでいるものの意味を理解することが難しい

(3)字を書くことが難しい

(4)文字で表現することが難しい

(5)数字の概念，数値，計算を習得することが難しい

(6)数学的推論が難しい

　学業的な技能は，その人の暦年齢に期待されるよりも著しくかつ定量的に低く，学業や職業遂行能力，日常生活活動に支障を引き起こしており，個別施行の標準化された到達尺度および総合的な臨床評価で確認される。17歳以上においては，学習困難の経歴の記録を標準化された評価の代わりにしてもよい。学習困難は学齢期に始まるが，時間制限のある試験などを受ける際に明らかになる場合がある。学習困難は知的能力障害群，非矯正視力または聴力，他の障害や疾患，心理社会的な問題，学校教育の用語の習熟度不足，不適切な教育指導によって説明することが難しい。

発達性協調運動症

　協調運動技能の獲得や遂行が，その人の生活年齢や技能の学習および使用の機会に応じて期待されるものよりも明らかに劣っている。その困難さは，物を落とす，物にぶつかるといった不器用さ，物をつかむ，はさみや刃物を使う，字を書く，自転車に乗る，スポーツに参加するといった運動技能の遂行における遅さと不正解さによって明らかになる。

　これらの症状における運動技能の欠如は，生活年齢にふさわしい自己管理，自分を守るといった日常生活活動に支障をきたし，学業または学校での生産性，就労前および就労後の活動，余暇，遊びに影響を与えている。この症状の始まりは発達段階早期である。この運動技能の欠如は，知的発達症（知的能力障害）や視力障害によっては説明することが難しく，運動に影響を与える神経疾患（脳性麻痺，筋ジストロフィー，変性疾患など）によるものではない。

常同運動症

　反復し，駆り立てられるように見え，かつ目的がなさそうな運動行動を行う。例えば，手を震わせたり手を振って合図する，身体を揺する，頭を打ちつける，自分に噛み付く，自分の身体を叩くといった行動である。この反復性の運動行動によって，社会的，学業的，他の活動が障害され自傷を起こすこともある。発症は発達期早期である。この反復性の運動行動は，薬などの物質を使用した際の作用や他の疾患の症状によるものではない。

治療と支援

　小児では言語的な能力が十分ではないため，言葉を用いた精神療法だけでは困難なことが多い。そのため，遊戯療法，箱庭療法，絵画など非言語的な方法を用いて安定した治療関係を構築しつつ，患者の内面を把握し改善を促す。行動面の改善を目的に，行動療法によって子どもの健康な部分を強化し，不適切な部分を弱めていく方法もある。子どもの症状の発現には家庭や学校など，本人をとりまく環境が大きな要因となっていることが少なくないため，家族に対するア

自閉症スペクトラム症の概要
　自閉症は先天性の脳機能障害が原因であり，多くの遺伝的因子が関与し，教育や家庭環境が原因ではないとされている。男児に多く，基本症状は3歳くらいまでに現れ，対人相互反応の質的な障害，意思伝達の著しい異常またはその発達の障害，活動と興味の範囲の著しい限局性がみられる。

プローチや学校などの関係機関との連携や協力が重要である。薬物療法については，薬による効果が必要な場合には，本人，両親に十分に納得のいくような説明をしたうえで，なるべく副作用が少ない薬から使用していく。

5 神経認知障害

- 神経認知障害には，せん妄，認知症，軽度認知障害，アルツハイマー病による認知症，前頭側頭型認知症，レビー小体型認知症，血管性認知症などがある。それぞれの特徴に合わせた治療や支援が重要である。
- 神経認知障害の治療は，基礎となる疾患への治療を基本とし病勢の進行に伴う，あるいは後遺症としての機能障害や生活面での障害に対しては，ケアやリハビリテーションが必要である。精神症状が顕著な場合は向精神薬も投与される。

神経認知障害

神経認知障害はDSM-5-TR，ICD-11ともに「神経認知障害群」に含まれる。ここでは，主にせん妄，認知症，軽度認知障害，アルツハイマー病による認知症，前頭側頭型認知症，レビー小体型認知症，血管性認知症について解説する。

せん妄

環境の認識の減少が伴った注意の障害であり，注意を向ける，集中する，注意を維持する，注意を転換する能力の低下がみられる。その障害は短期間に出現し，元の注意および意識水準からの変化を示し，1日の経過中で重症度が変動する傾向がある。さらに記憶欠損，失見当識や言語，視空間認知，知覚といった認知の障害を伴う。これらの障害は，他の障害では説明することが難しく，昏睡のような覚醒水準の著しい低下という状況下で起こるものではない。病歴，身体診察，臨床検査所見から，その障害が他の医学的な状態，物質中毒または離脱，または毒物への曝露，複数の病因による直接的な生理学的な結果により引き起こされたと考えられる。

認知症

複雑性注意，実行機能，学習および記憶，言語，知覚－運動，社会的認知といった認知領域の1つ以上において，以前の行為水準から有意な認知低下がみられるという以下の証拠がある。
(1) 本人や本人をよく知る人または臨床家による，有意な認知機能の低下がみられるという懸念がある
(2) 標準化された神経心理学的検査もしくは他の定義化された臨床的評価によって記録された，実質的な認知行為の障害がある

毎日の活動において，認知欠損が自立を阻害し，その認知欠損はせん妄の状況でのみ起こるものではない。そしてその認知欠損は，うつ病，統合失調症といった他の精神疾患によって説明することが難しい。

軽度認知障害

複雑性注意，実行機能，学習および記憶，言語，知覚－運動，社会的認知といった認知領域の1つ以上において，以前の行為水準から軽度の認知低下がみられるという以下の証拠がある。
(1) 本人，本人をよく知る人または臨床家による，

軽度の認知機能の低下がみられるという懸念がある
(2) 標準化された神経心理学的検査もしくは他の定義化された臨床的評価によって記録された，実質的な認知行為の軽度の障害がある

毎日の活動において，認知欠損が自立を阻害しない。また，その認知欠損はせん妄の状況でのみ起こるものではない。そしてその認知欠損は，うつ病，統合失調症のように他の精神疾患によって説明することが難しい。

アルツハイマー病による認知症

アルツハイマー病では脳にアミロイドβやリン酸化タウというタンパク質が蓄積して起こる神経原線維変化により神経細胞が障害される。これが発症の原因の1つと考えられている。

認知症または軽度認知障害の基準を満たす1つ以上の認知領域で，障害が気が付かないうちに発症し緩やかに進行する。認知症では少なくとも2つの領域が障害されなければならない。

■認知症の基準を満たす場合

以下の(1)もしくは(2)を満たしたときに確実なアルツハイマー病と診断され，そうでなければ疑いのあるアルツハイマー病と診断される。
(1) 家族歴または遺伝子検査からアルツハイマー病の原因となる遺伝子変異の証拠がある。
(2) 以下の3つすべてが存在している。
  (a) 記憶，学習，および少なくとも1つの他の認知領域の低下の証拠が明らかである。
  (b) 着実に進行性で緩やかな認知機能低下があって，安定状態が続くことはない。
  (c) 混合性の病因の証拠がない。

■軽度認知障害の基準を満たす場合

遺伝子検査または家族歴のいずれかでアルツハイマー病の原因となる遺伝子変異の証拠があれば確実なアルツハイマー病と診断される。遺伝子検査または家族歴のいずれにもアルツハイマー病の原因となる遺伝子変異の証拠がなく，以下の3つすべてが存在している場合に疑いのあるアルツハイマー病と診断される。
(1) 記憶および学習が低下している明らかな証拠がある。
(2) 着実に進行性で緩やかな認知機能低下があって，安定状態が続くことはない。
(3) 混合性の病因の証拠がない。

前頭側頭型認知症

発症の原因は明らかになっていないが，脳の神経細胞にあるタウタンパクやTDP-43というタンパク質の蓄積により，前頭葉や側頭葉の萎縮が起こると考えられている。

認知症または軽度認知障害の基準を満たし，その障害は気が付かないうちに発症し，緩やかに進行する。学習，記憶，知覚運動機能は比較

臨床に役立つアドバイス

認知症に対するリハビリテーションの効果

認知症に対するリハビリテーションの効果については，現状としてエビデンスレベルは低い。しかし，健常高齢者や軽度認知症患者において，運動療法は認知機能向上や認知症発症予防に有効であるというエビデンスは集積しつつある。認知症患者において，運動習慣は認知症症状を軽減することが数多く報告されている。初期アルツハイマー病患者を1年間追跡した研究によると，MMSEスコアは1年間まったく運動しなかった群では有意に低下した。一方で，定期的に週1時間程度歩行していた群では有意な変化を認めなかったものの，週2時間以上歩行していた群では有意に増加していた。また，軽度認知障害やアルツハイマー病患者を含む高齢者において，身体活動量は全脳体積および頭頂葉体積との間に有意な正の相関を認めることも報告されている。さらに，われわれが実施した明らかな認知症に該当しないCOPD患者を対象とした研究においても，Montreal Cognitive Assessment のスコアと身体活動量には有意な正の相関関係が認められた。

---

* MMSE：Mini-Mental State Examination

的保たれている。その障害は脳血管疾患など他の疾患では説明することが難しい。以下の行動障害型または言語障害型の症状がみられる。

■ 行動障害型

(1)以下の行動症状のうち3つ以上がみられる。
　(a)行動の脱抑制がみられる
　(b)アパシーまたは無気力がみられる
　(c)同情の欠如または共感の欠如がみられる
　(d)保続的，常同的または強迫的，儀式的な行動がみられる
　(e)口唇傾向および食行動の変化がみられる
(2)社会的な認知や実行機能の顕著な低下がある

■ 言語障害型

(1)発話量，喚語，呼称，文法，語理解の形における，言語能力の顕著な低下がある

　以下のどちらかを満たしたときに確実な前頭側頭型神経認知障害と診断され，それ以外は疑いのある前頭側頭型神経認知障害と診断される。
(1)家族歴または遺伝子検査から，前頭側頭型神経認知障害の原因となる遺伝子変異がある。
(2)神経画像による前頭葉や側頭葉が突出して関与している。

　疑いのある前頭側頭型神経認知障害は，遺伝子変異がなく，神経画像が実施されなかった場合に診断される。

レビー小体型認知症

　脳の中にレビー小体という特殊なタンパク質が蓄積することにより起こると考えられている。現時点ではレビー小体が脳に蓄積するメカニズムは明らかになっていない。

　認知症または軽度認知障害の基準を満たし，その障害は気が付かないうちに発症し，緩やかに進行する。その障害は以下の確実なまたは疑いのあるレビー小体病を伴う神経認知障害の中

核的な特徴および示唆的な特徴の両方を満たす。確実なレビー小体病を伴う認知症または軽度認知障害では，2つの中核的な特徴または1つ以上の中核的な特徴と1つの示唆的な特徴をもつ。疑いのあるレビー小体病を伴う認知症または軽度認知障害では，1つだけの中核的な特徴あるいは1つ以上の示唆的な特徴をもつ。その障害は脳血管疾患など，他の疾患ではうまく説明することが難しい。

■ 中核的な診断的特徴

(1)認知の動揺性とともに著しく変動する注意および覚醒度がある
(2)よく形作られ詳細な，繰り返し出現する幻視がある
(3)認知機能低下の進展に続いて起こる自然発生的なパーキンソニズムがみられる

■ 示唆的な診断的特徴

(1)レム睡眠行動障害の基準を満たす
(2)神経遮断薬に対する重度の過敏性がみられる

血管性認知症

　脳梗塞や脳出血といった脳血管障害により起こると考えられている。

　認知症または軽度認知障害の基準を満たし，臨床的特徴が以下の(1)もしくは(2)によって示唆されるような血管性の病因に合致している。
(1)認知欠損の発症が1回以上の脳血管性発作と時間的に関係している。
(2)認知機能低下が処理速度も含む複雑性注意および前頭葉性実行機能で顕著である。

　病歴，身体診察，神経認知欠損を十分に説明できると考えられる神経画像所見から，脳血管障害の存在が示される。その症状は，他の疾患では説明することが難しい。

　以下の1つがあれば確実な血管性神経認知障

害と診断され，そうでなければ疑いのある血管性神経認知障害と診断される。
(1) 臨床的基準が脳血管性疾患によるはっきりとした脳実質の損傷を示す神経画像的な証拠によって支持される。
(2) 神経認知症候群が1回以上の記録のある脳血管性発作と時間的に関係がある。
(3) 臨床的にも遺伝的にも脳血管性疾患がある。

臨床的基準には合致するが神経画像が得られず，神経認知症候群と1回以上の脳血管性発作との時間的な関連が確証できない場合に疑いのある血管性神経認知障害と診断される。

治療と支援

治療は基礎となる疾患への治療を基本とする。しかし，病勢の進行に伴う，あるいは後遺症としての機能障害や生活面での障害に対しては，医療や保健，福祉，職業分野にわたるケアやリハビリテーションが必要である。精神症状が著しい場合には向精神薬も投与される。認知症患者への具体的なアプローチとしては，日時，場所，周囲への関心を喚起させる現実見当訓練（リアリティ・オリエンテーション），過去の記憶の回復や他者とのコミュニケーションの促進を図る記憶想起訓練，注意力や各種認知機能の回復を図る訓練，集団場面を利用したレクリエーション療法，音楽療法，作業療法などがある。

6 パーソナリティ障害

POINT
- パーソナリティ障害はDSM-5-TRにおいて，A群（猜疑性パーソナリティ症，シゾイドパーソナリティ症，統合失調型パーソナリティ症），B群（反社会性パーソナリティ症，ボーダーラインパーソナリティ症，演技性パーソナリティ症，自己愛性パーソナリティ症），C群（回避性パーソナリティ症，依存性パーソナリティ症，強迫性パーソナリティ症）に分けられ，それぞれの特徴がある。
- パーソナリティ障害の治療においては治療構造を明確にしておくことが重要である。

パーソナリティ障害

パーソナリティ障害はDSM-5-TRでは「パーソナリティ症群」に含まれ，ICD-11では「パーソナリティ症および関連特性群」に含まれる。DSM-5-TRでは，A群（社会から孤立しひきこもるタイプ），B群（情緒が不安定で，攻撃的で安定した関係が築けないタイプ），C群（不安や神経症的な様子がみられるタイプ）に分けられ，A群には猜疑性パーソナリティ症，シゾイドパーソナリティ症，統合失調型パーソナリティ症，B群には反社会性パーソナリティ症，ボーダーラインパーソナリティ症，演技性パーソナリティ症，自己愛性パーソナリティ症，C群には回避性パーソナリティ症，依存性パーソナリティ症，強迫性パーソナリティ症が分類されている。

パーソナリティ症全般

認知，感情，対人関係機能，衝動制御のうち

パーソナリティ障害の特徴
パーソナリティ障害については，各障害の種類とその特徴を把握しておく。統合失調型パーソナリティ障害では，親密な関係では急に気楽でいられなくなり，奇矯な行動を示すといった特徴がみられる。

2つ以上の領域において，著しく偏った持続的な特徴が現れる。その持続的な特徴は柔軟性がなく，個人的および社会的状況の幅広い範囲に広がっており，日常生活に支障を引き起こしている。その特徴は，安定して長時間続いており，その始まりは少なくとも青年期または成人期早期にまで遡ることができる。他の精神疾患の現れやその結果では説明が難しく，薬などの物質を使用した際の作用や他の疾患の症状によるものではない。

A群（社会から孤立し引きこもるタイプ）

■ 猜疑性パーソナリティ症

他人の動機を悪意あるものと解釈するなど，広範な不信と疑い深さが成人期早期までに始まり，さまざまな状況でその特徴がみられる。以下の特徴のうち4つ以上によって示される。

(1) 十分な根拠もないのに，他人が自分を利用する，危害を与える，騙すという疑いをもつ。
(2) 友人や仲間の誠実さや信頼を不当に疑い，それに心が奪われている。
(3) 情報が自分に不利に用いられるという根拠のないおそれのために，他人に秘密を打ち明けたがらない。
(4) 悪意のない言葉や出来事のなかに，自分をけなす，脅す意味が隠されていると考える。
(5) 恨みを抱き続ける（侮辱されたこと，傷付けられたこと，軽蔑されたことなどを許さない）。
(6) 自分の性格または評判に対して他人にはわからないような攻撃を感じ取り，すぐに怒って反応したり逆襲したりする。
(7) 配偶者または性的伴侶の貞節に対して，繰り返し道理に合わない疑念をもつ。

■ シゾイドパーソナリティ症

社会的な関係から距離を置き，対人関係場面における情動表現の範囲が限定されるなど，成

人期早期までに始まり，さまざまな状況でその特徴がみられる。以下のうち4つ以上によって示される。

(1) 家族の一員であることを含めて，親密な関係をもちたいと思わない，またはそれを楽しいと感じない。
(2) ほとんどいつも孤立した行動を選択する。
(3) 他人と性体験をもつことに対する興味があったとしても少ししかない。
(4) 喜びを感じられるような活動があったとしても少ししかない。
(5) 両親，兄弟姉妹，子どもといった第一度親族以外には，親しい友人または信頼できる友人がいない。
(6) 他人の賞賛や批判に対して無関心に見える。
(7) 情動的な冷淡さ，一定の距離感，平板な感情状態を示す。

■ 統合失調型パーソナリティ症

親密な関係では急に気楽でいられなくなること，そうした関係を形成する能力が足りないこと，認知的または知覚的な歪曲と奇矯な行動で特徴づけられる。成人期早期までに始まり，さまざまな状況でその特徴がみられる。以下のうち5つ以上によって示される。

(1) 関係妄想は含まない関係念慮がある
(2) 行動に影響し，所属する文化的な規範に合わない変わった信念，魔術的な思考がある（迷信深いこと，千里眼，テレパシー，第六感を信じるなど。児童および青年では，変わった空想または思い込みがある）。
(3) 普通でない知覚体験がある（身体的な錯覚も含む）。
(4) 変わった考え方と話し方がみられる（あいまい，まわりくどい，抽象的，細部にこだわりすぎ，紋切り型）。
(5) 疑い深さ，猜疑念慮がある。

(6)不適切な感情，感情の狭小化がある。

(7)変わった，奇矯な，独特な行動または外見がみられる。

(8)両親，兄弟姉妹，子どもといった第一度親族以外には，親しい友人または信頼できる人がいない。

(9)過剰な社交不安があり，それは慣れによって軽減せず，自己卑下的な判断よりも猜疑的な恐怖を伴う傾向がある。

B群（情緒が不安定で，攻撃的で安定した関係が築けないタイプ）

■ 反社会性パーソナリティ症

15歳以降に起こり，他人の権利を無視し侵害するなどの特徴がみられる。診断するには18歳以上であり，15歳以前に素行症を発症した証拠が必要である。以下のうち3つ以上によって示される。

(1)法にかなった行動という点で社会的な規範に適合せず，逮捕の原因になる行為を繰り返し行う。

(2)虚偽性があり，繰り返し嘘をつく，偽名を使う，自分の利益や快楽のために人を騙す。

(3)衝動性があり，将来の計画を立てることができない。

(4)易刺激性および攻撃性があり，身体的な喧嘩や暴力を繰り返す。

(5)自分または他人の安全を考えない無謀さがある。

(6)一貫して無責任であるため，仕事を安定して続けられない，または経済的な義務を果たさないということを繰り返す。

(7)良心の呵責の欠如により，他人を傷つけたり，いじめたり，他人のものを盗んだりすることに罪悪感がなかったり，それを正当化したりする。

■ ボーダーラインパーソナリティ症

対人関係，自己像，感情などの不安定性および著しい衝動性といった様式で，成人期早期までに始まり，さまざまな状況でその特徴がみられる。以下のうち5つ以上によって示される。

(1)現実または想像のなかで，見捨てられることを避けようとするためのなりふりかまわない努力をする。

(2)理想化とこき下ろしとの両極端を揺れ動くことによって特徴づけられる，不安定で激しい対人関係の特徴がある。

(3)同一性の混乱があり，自己像や自己意識が著明で持続的に不安定である。

(4)自己を傷付ける可能性のある衝動性で，浪費，性行為，物質乱用，無謀な運転，むちゃ食いなどが2つ以上の領域でみられる。

(5)自殺の行動，そぶり，脅し，自傷行為を繰り返す。

(6)顕著な気分反応性による感情の不安定性がある。

(7)慢性的な空虚感がある。

(8)不適切で激しい怒りまたは怒りの制御が困難であり，しばしばかんしゃくを起こしたり，いつも怒っていたり，取っ組み合いの喧嘩を繰り返す。

実践!!

臨床に役立つアドバイス

精神疾患と理学療法

精神疾患は各疾患において特徴があるため，その特徴を理解して理学療法を進めていく必要がある。気分障害は躁病相とうつ病相で対照的な症状を呈するため，その点について配慮が必要である。早期は信頼関係の構築や簡単で失敗の少ない課題から開始し，回復期は課題の達成度に合わせた難易度の調整を行うなどの方法がある。統合失調症患者は，意欲，自発性が低下し，対人関係も苦手であるという特徴がある。そのため，精神的負担にならないようにプログラムは容易に実行可能な内容で行わせることが重要とされている。

(9)一過性のストレス関連性の猜疑念慮または重篤な解離症状がみられる。

■ 演技性パーソナリティ症

　過度な情動性と人の注意を引こうとするなどの特徴で，成人期早期までに始まり，さまざまな状況でその特徴がみられる。以下のうち5つ以上によって示される。

(1)自分が注目の的になっていない状況では楽しくない。

(2)他者との交流は，しばしば不適切なほど性的に誘惑的または挑発的な行動によって特徴づけられる。

(3)表面的で素早く変化する情動表出を示す。

(4)自分への関心を引くために身体的外見を一貫して用いる。

(5)過度に印象的だが内容がない話し方をする。

(6)自己演劇化，芝居がかった態度，誇張した情動表現を示す。

(7)被暗示的であり，他人または環境の影響を受けやすい。

(8)対人関係を実際以上に親密なものと思っている。

■ 自己愛性パーソナリティ症

　空想または行動における誇大性，賛美されたい欲求，共感の欠如などの特徴で，成人期早期までに始まり，さまざまな状況でその特徴がみられる。以下のうち5つ以上によって示される。

(1)自分が重要であるという誇大な感覚があり，業績や才能を誇張する，十分な業績がないにもかかわらず優れていると認められることを期待する。

(2)限りない成功，権力，才気，美しさ，理想的な愛の空想にとらわれている。

(3)自分が特別であり，独特であり，他の特別なまたは地位の高い人達（または団体）だけが理解しうる，または関係があるべきだと信じている。

(4)過剰な賛美を求める。

(5)特権意識があり，特別有利な取り計らい，自分が期待すれば相手が自動的に従うことを理由もなく期待する。

(6)自分自身の目的を達成するために他人を利用する。

(7)共感の欠如があり，他人の気持ちおよび欲求を認識しようとしないまたはそれに気付こうとしない。

(8)しばしば他人に嫉妬する，または他人が自分に嫉妬していると思い込む。

(9)尊大で傲慢な行動または態度がみられる。

C群（不安や神経症的な様子がみられるタイプ）

■ 回避性パーソナリティ症

　社会的な抑制，不全感，否定的な評価に対する過敏性などの特徴で，成人期早期までに始まり，さまざまな状況でその様式がみられる。以下のうち4つ以上によって示される。

(1)批判，非難，または拒絶に対する恐怖のために，重要な対人接触のある職業的な活動を避ける。

(2)好かれていると確信できなければ人と関係をもちたがらない。

(3)恥をかかされる，またはあざ笑われることを恐れるために，親密な関係のなかでも遠慮を示す。

(4)社会的な状況では批判される，または拒絶されることに心がとらわれている。

(5)不全感のため，新しい対人関係状況で抑制が起こる。

(6)自分は社会的に不適切である，人間として長所がない，他の人より劣っていると思っている。

(7)恥ずかしいことになるかもしれないという理由で，個人的な危険を冒したり何か新しい活動に取りかかることに異常なほど引っ込み思案である。

■ 依存性パーソナリティ症

面倒をみてもらいたいという広範で過剰な欲求があり，そのために従属的でしがみつく行動をとり，分離不安を感じる。成人期早期までに始まり，さまざまな状況でその特徴がみられる。以下のうち5つ以上によって示される。

(1)日常のことを決めるにも，他の人達からのありあまるほどの助言と保証がなければできない。

(2)自分の生活のほとんどの主要な領域で，他人に責任を取ってもらうことを必要とする。

(3)支持または是認を失うことを恐れるために，他人の意見に反対を表明することが難しい。

(4)判断または能力に自信がないため，自分自身の考えで計画を始めたり物事を行うことが難しい。

(5)他人からの世話および支えを得るために，不快なことまで自分から進んでするほどやり過ぎてしまう。

(6)自分自身の面倒をみることができないという誇張された恐怖のために，1人になると不安，または無力感を感じる。

(7)1つの親密な関係が終わったときに，自分を世話し支えてくれる元になる別の関係を必死で求める。

(8)1人残されて自分で自分の面倒をみることになるという恐怖に，非現実的なまでにとらわれている。

■ 強迫性パーソナリティ症

秩序，完璧主義，精神面および対人関係の統制にとらわれ，柔軟性，開放性，効率性が犠牲にされるなどの特徴で，成人期早期までに始まり，さまざまな状況でその特徴がみられる。以下のうち4つ以上によって示される。

(1)活動の主要点が見失われるまでに，細目，規則，一覧表，順序，構成，予定表にとらわれる。

(2)課題の達成を妨げるような完璧主義を示す。例えば，自分自身の過度に厳密な基準が満たされないという理由で，1つの計画を完成させることができない。

(3)遊びや友人関係を犠牲にしてまで仕事と生産性に過剰にのめり込む。

(4)道徳，倫理，または価値観についての事柄に，過度に誠実で良心的かつ融通がきかない。

(5)感傷的な意味をもたなくなってでも，使い古したり価値のない物を捨てることができない。

(6)自分のやるやり方どおりに従わなければ，他人に仕事を任せることができない。または一緒に仕事をすることができない。

(7)自分のためにも他人のためにもけちなお金の使い方をする。お金は将来の破局に備えて貯めこんでおくべきものと思っている。

(8)堅苦しさと頑固さを示す。

治療と支援

患者本人が自分自身の不都合や周囲への影響に気付き，自分なりの成長や発達を目指すことを支援するという姿勢が重要である。そして，治療者にもできることとできないこと，提供できることとできないことがあることをはっきりさせ，本人の納得のうえで治療にあたるという治療構造を明確にしなければならない。精神療法的な対応が中心となる。粘り強く傾聴することや，患者の背後にある辛さに共感することは必要であるが，全体としては患者の揺れ動きに振り回されずに率直に対応していくことが肝要である。薬物療法は副次的で，かつ患者の了解

のもとに行う必要があるが，睡眠，食事などの
日常生活の健康の確保は重要である。

まとめ

- フロイトの局所論と構造論ついて説明せよ(☞ p.80)。 実習 試験
- 防衛機制について説明せよ(☞ p.80)。 実習 試験
- 転移，逆転移ついて説明せよ(☞ p.81)。 実習 試験
- 抵抗ついて説明せよ(☞ p.83)。 実習 試験
- 気分障害について説明せよ(☞ p.83)。 実習 試験
- 双極症及び関連症群について説明せよ(☞ p.83)。 実習 試験
- 抑うつ症群について説明せよ(☞ p.85)。 実習 試験
- 気分障害に関する治療と支援の方法について説明せよ(☞ p.86)。 実習 試験
- 知的障害について説明せよ(☞ p.87)。 実習 試験
- 知的障害に関する概念的，社会的，および実用的な領域について説明せよ(☞ p.87)。 実習 試験
- 知的障害の軽度，中等度，重度，最重度について説明せよ(☞ p.87～89)。 実習 試験
- 知的障害に関する治療と支援の方法について説明せよ(☞ p.90)。 実習 試験
- 発達障害について説明せよ(☞ p.90)。 実習 試験
- 注意欠如多動症について説明せよ(☞ p.90)。 実習 試験
- 自閉スペクトラム症について説明せよ(☞ p.91)。 実習 試験
- 発達障害に関する治療と支援の方法について説明せよ(☞ p.93)。 実習 試験
- 神経認知障害について説明せよ(☞ p.94)。 実習 試験
- せん妄について説明せよ(☞ p.94)。 実習 試験
- 認知症について説明せよ(☞ p.94)。 実習 試験
- 神経認知障害に関する治療と支援の方法について説明せよ(☞ p.97)。 実習 試験
- パーソナリティ障害において，DSM-5-TRにおける分類について説明せよ(☞ p.97)。 実習 試験
- パーソナリティ障害全般にわたる特徴について説明せよ(☞ p.97)。 実習 試験
- A群，B群，C群のそれぞれの特徴について説明せよ(☞ p.97～101)。 実習 試験
- パーソナリティ障害に関する治療と支援の方法について説明せよ(☞ p.101)。 実習 試験

【参考文献】
1. 鈴木　晶：図解雑学フロイトの精神分析, ナツメ社, 2005.
2. 井上令一 監：カプラン臨床精神医学テキスト 第3版, 181-186, メディカルサイエンスインターナショナル, 2016.
3. 馬場禮子：精神分析的人格理論の基礎, 48-97, 岩崎学術出版社, 2008.
4. 髙橋三郎 ほか監訳：DSM-5-TR精神疾患の診断・統計マニュアル, 医学書院, 2023.
5. 上野武治 編：精神医学 第4版, 医学書院, 2015.
6. 先崎　章 監：PT・OTビジュアルテキスト 精神医学, p153-158, 羊土社, 2022.

3 臨床心理学的アセスメント

1 発達検査

- 乳幼児を対象とした発達検査には，養育者からの聴取や質問紙の回答により情報を得るものや，子どもの観察や子どもが取り組んだ作業や課題の成果などによって直接情報を得るものがある。
- 検査方法により把握できる発達の側面が異なり，子どもを詳細に知ることができるものもあれば，特定の用具を必要とせず，かつ短時間で実施できるためスクリーニングテストとして利用されるものもある。

臨床心理学的アセスメント

　臨床心理学的アセスメントと聞くと，まず心理検査が思い浮かびやすいだろう。しかし，広く臨床心理学的アセスメントをとらえた場合，心理検査に限らない。臨床心理学的アセスメントは，対象者の心理的特徴を幅広く測定し評価することである。従って心理検査（検査法）だけでなく，対象者との面接でのやりとりを通したもの（面接法）やある場面での対象者の行動を観察してとらえること（行動観察法）の3つの方法を含めて臨床心理学的アセスメントと総称される。また，心理検査であっても心理検査中のやり取りによる情報や観察された行動などの情報も重要となる。

　また，臨床心理学的アセスメントは精神医学的診断と共通する部分があり，精神医学的診断の補助として活用されることも多いが，人を広く理解するという点で病理に留まらないものである。もちろん，対象者の問題や主訴が何に起因しているのかを評価することも臨床心理学的アセスメントの役割ではある。しかし，それ以外にも問題や主訴があってもどのような機能が保たれているのか，対象者の強みとなっているのはどのようなことかといった情報を得ることも重要な役割である。そのため，対象者がどの疾病に該当するかや問題の要因は何かに留まらず，その後の支援におけるリソースなど，支援につながるような情報を得る必要がある。発達検査も，発達の遅れだけにとらわれることなく対象者が得意としていること，それが今後の発達において強みとなりうる可能性あるいは発達支援のなかで活用できる可能性なども見出す必要がある。

　加えて，臨床心理学的アセスメントは複数の情報を統合的に活用することが望ましい。先述のアセスメントの方法（検査法・面接法・観察法）を組み合わせることはもちろん，1つだけの心理検査ではなく，複数の検査を用いて多角的に情報を得ることも重要である。さらに，複数の検査を用いても得られる情報には限界があり，対象者の全体像を完全にとらえることはできないため，アセスメントで得られた情報を基に対象者への理解をできるだけ多角的・統合的にする必要がある。

発達検査の概要

　発達検査は，知的機能と運動機能が未分化な

状態であるより幼い年齢の子どもを対象として行われることが多い。法定健診である1歳半検診や3歳検診でも用いられることがある。発達検査といっても，検査目的は各検査によって多様であり，複数の観点を組み合わせることにより心身の発達が把握できる検査もある。

また，検査で得るデータも養育者からの聞き取りによるもの（津盛式乳幼児精神発達診断検査，KIDS乳幼児発達スケールなど）のほか，対象となる子どもの観察や子どもが取り組む作業・課題の成果などにより直接的に測定できるもの（新版K式発達検査，MCCベビーテスト，日本版デンバー式発達スクリーニング検査など）など，検査によって異なる。異なる検査では，結果が異なる場合もあるが，その違い自体もまた，対象の子どもを多角的に理解するために役立つものである。

例えば，養育者からの聞き取りでは年齢相応の運動や社会的行動ができないという情報が得られても，子どもの観察や課題の成果により年齢相応にできることやあるいは一部ができていることもある。この場合，この結果に差異があること自体も介入のポイントであったり，養育者の支援に活かせることであったりもする。また，養育者からの聞き取りからはできることとして情報が得られていても，検査場面ではできないこともあり，その差異が養育環境の強み（養育者からの適切な支えや見守りがあることなど）を知ることができるものとしてとらえる。

検査によっては**発達指数**（DQ）が算出されるものもあるが，発達指数だけにとらわれずさまざまな情報を総合的にとらえる必要もある。**プロフィール**とよばれる折れ線グラフで検査の各領域や分野の検査結果を描き，視覚的に結果を表す検査も多い（**図1**）。

図1　発達検査のプロフィールイメージ

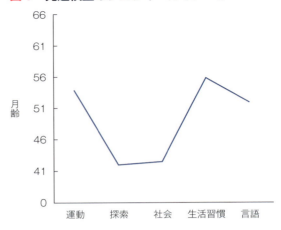

> **補足**
> **発達指数**
> 発達指数は実際の年齢である生活年齢（CA）と検査で測定された発達年齢（DA）を用いて以下の数式で算出される。
> $DQ = DA/CA \times 100$

新版K式発達検査

乳幼児から就学までの子どもを対象として実施される検査である。この検査はBinet（ビネー）やGesell（ゲゼル）などの発達理論を基に，日本の言語や文化に合わせて1950年代に開発された。その後，数回の改訂がなされているものの，主に「姿勢・運動」，「認知・適応」，「言語・社会」の3つの領域ごとにDAやDQを算出する点は変わらない。それらを基に成長の進行度や遅れ，成長のバランスを全体的にとらえようとするものである。そのため，検査時間は30分程度を要し，いくつかの特定の

> **臨床に役立つアドバイス**
>
> **発達のとらえ方**
> 乳幼児の発達は個人差が大きい。その児の生活している環境によっても左右される。検査結果の数値はその児についての情報の一部にすぎないことを念頭に置き，対象児を多面的にとらえていく必要がある。

＊DQ：developmental quotient　＊CA：chronological age　＊DA：developmental age

検査用具を必要とする。スクリーニングテストではなく，対象となる子どもの詳細を知るために実施される。時間を要する検査ではあるが，検査を受ける子どもにとっては，遊びながら取り組めるように工夫されている。

検査の対象年齢は0歳～成人までとなっているが，就学までの子どもあるいは小学生までを対象に実施されることが多い。検査内容は年齢（月齢）ごとに設定され，その年齢の50％の子どもが通過できるもので構成されている。検査結果には，通過できた項目と通過できなかった項目を記し，それらを基に折れ線を描くことでプロフィールを作成することができる。

津守式乳幼児精神発達診断検査

0～7歳の子どもの心身発達レベルを総合的・網羅的に把握できる検査である。養育者への個別面接によって実施される場合もあれば，質問紙に直接回答の記入を求める場合もある。比較的実施が容易なため，スクリーニングテストとして使用されることもある。養育者に回答を求めるため，養育者の過大評価や過小評価の影響を受けることも勘案する必要がある。

1～12カ月の乳児には，「運動」，「探索・操作」，「社会」，「食事」，「理解・言語」の領域，1～3歳の乳幼児には「運動」，「探索・操作」，「社会」，「食事・排泄・生活習慣」，「理解・言語」の領域，3～7歳には「運動」，「探索」，「社会」，「生活習慣」，「言語」の領域の質問で構成されている。各領域の回答を基に，「発達輪郭表」とよばれる折れ線グラフのようなプロフィールを作成し結果を示すことができる。この検査は，発達指数を算出しないことになっているが，乳幼児の発達上の問題や発達障害の早期発見および早期療育につなげることを目的に実施されることが多い。

遠城寺式乳幼児分析的発達検査

津守式同様，スクリーニングテストとして使用されることもある。0～4歳までを対象としており，運動・社会性・言語の3分野を構成する「移動運動（運動）」，「手の運動」，「基本的習慣」，「対人関係」，「発語」，「言語理解」の6領域に関する質問からなる。発達指数は算出可能ではあるが，推奨されていない。

検査は，生活年齢を基準として問題を進めていき，合格した場合には上の年齢の問題へ進んで不合格が3つ続くまで実施する。不合格の場合には，下の年齢に進み，合格が3つ続くまで実施する。検査結果はプロフィールにより図示でき，支援の際に合格した問題の1つ上の問題や，合格の1つ下の不合格問題などを支援の目安にすることができる。

KIDS乳幼児発達スケール

この検査も養育者に質問するもので，スクリーニングテストとして使用されることもある。1～11カ月を対象としたタイプA，1歳0カ月～2歳11カ月を対象としたタイプB，3歳0か月～幼児を対象としたタイプCに加え，発達の遅れが疑われる1カ月～6歳11カ月を対象としたタイプTがある。いずれも「運動」，「操作」，「理解言語」，「表出言語」，「概念」，「対子ども社会性」，「対成人社会性」，「しつけ」，「食事」の9領域からなり，発達年齢，発達指数，領域プロフィールを明らかにすることができる。

その他の発達検査

これまでに取り上げた発達検査以外にも，さまざまな検査が開発されている。専門家が観察項目のチェックをすることで評価する**日本語版デンバー式発達スクリーニング検査（JDDST-R）**や，感覚統合の発達に焦点を当てた**日本版ミラー幼児発達スクリーニング検査（JMAP）**，感覚運

＊ JDDST-R：revision Japan edition Denver style development screening test
＊ JMAP：Japanese version of Miller assessment for preschoolers

動発達を観察により評価する**MCCベビーテスト**，視知覚の発達評価に特化した**フロスティッグ視** **知覚発達検査**などがある。

2　知能検査

POINT
- 知能検査は多くの種類があり，それぞれ測定するものが異なる。
- 知能検査は対象年齢や比率IQ，偏差IQなどの算出方法が異なる。
- 言語を用いない検査や，高齢者の認知症のアセスメントに使用される検査もある。

知能検査と知能指数

　知能も発達と同様に，多様な理論でとらえられており，各知能検査で測られる領域は異なる。近代で使用されている知能検査は，1900年代に通常教育についていけない子どもを就学時に判別するためにビネーによって開発されたものが基となっている。知能検査は障がいの診断や判定を行う際に用いられるが，その用途はより広く知的能力の得手不得手を把握し，教育や指導，支援に活かすためのものといえる。

　また，知能検査は**知能指数**（IQ）を算出することができるものも多い。知能指数はビネーが知能検査を開発した後，Terman（ターマン）が知能検査で測られる**精神年齢**（MA）を実際の年齢である**生活年齢**（CA）で割って100をかけた比率IQ（比率IQ＝MA/CA×100）を採用した。さらにその後開発されたWechsler（ウェクスラー）式知能検査では，その知能検査結果が同じくらいの年齢集団のなかでどのあたりにいるのか（上位何％程度なのかなど）を示す偏差IQが採用されている。いずれにしても，知能検査はIQを算出することが第一の目的ではない。対象者と同年齢の集団のなかでの対象者の相対的な位置付けを把握し，どのように対象者が同年齢の集団のなかで生活や活動をしているのかの理解につなげたり，知能検査の下位指標や領域ごとの出来不出来を把握して生活面でのつまずきやつまずきをカバーしうる能力を見

出したりすることにある。

田中ビネー知能検査

　ビネーが知能検査を開発した後，改良が重ねられ，日本での使用のために改訂されたのが**田中ビネー知能検査**である。田中ビネー式知能検査はその後も改訂が続き，2003年に田中ビネー知能検査Vが開発された。

　2歳～成人が対象で，IQを算出できる。14歳以上においては，結晶性・流動性・記憶・論理推論の4つの領域別の指標が算出でき，従来の比率IQだけでなく偏差IQも算出可能である。生活年齢に該当する問題から検査を始め，1つでも合格できない問題があれば，さらに下の年齢の問題に進み，全問題が合格できる下限の年齢を特定する。その後，生活年齢の上の年齢の問題に進み，全問が不合格となる上限の年齢を特定する。これらを経てIQの算出がなされる。

学習の要点

WISC-5への改訂
　2021年にWISC-ⅣがWISC-Ⅴへと改訂された。この改訂の目的は，知能の構造モデル，認知神経科学，新駅発達学的研究および心理測定法の進歩ならびに現代の臨床における実際的要求を考慮することとされている。最大の改訂点は，主要指標がⅣでは知覚推理指標とされていたところが，Ⅴでは視空間指標，流動性推理指標の2つに分かれ，5因子となった点である。

＊MCC：mother-child-counseling
＊IQ：intelligence quotient　＊MA：mental age　＊CA：chronological age

ウェクスラー式知能検査

1930年代にウェクスラーによって開発され，その後，年齢別に開発された知能検査の総称が**ウェクスラー式知能検査**である。ウェクスラー式知能検査には，2歳6カ月～7歳3カ月を対象としたWPPSI，5歳0カ月～16歳11カ月を対象とするWISC，16～90歳11カ月を対象とするWAISがある。現在も認知科学や神経心理学などの新しい知見も取り入れつつ改良が続いており，2017年にWPPSI-Ⅲ，2018年にWAIS-Ⅳ，2021年にWISC-Ⅴが発行されている。

ウェクスラー式知能検査は開発当初より全体的なIQだけでなく，下位検査の評価点などが算出でき，知能のさまざまな要素を測定し，そのバランスを把握できるという特徴があった。例えば，いくつかの下位検査の結果から，言語性IQや動作性IQなどの異なる知能指数を算出できたり，下位検査の評価点を基にプロフィールを描いて結果を示すことができた。

WISC-Ⅴでは，検査全体から得られる全体的な知能指数であるFSIQに加え，特定の認知領域の知的機能を表す5つの主要指標，臨床的ニーズに基づいた種々の認知能力を表す5つの補助指標からなっている（**表1**）。主要指標は，言語概念形成や言語推理，環境から得た知識を測定する「言語理解指標（VCI）」，物の大きさや位置関係などの空間の認識能力を測定する「視空間指標（VSI）」，図や絵柄などの非言語情報の特徴を把握して関係性や規則性を推理し応用する能力を測定する「流動性推理指標（FRI）」，見聞きした情報を一時的に記憶に留め，その記憶を使って計算などのさまざまな処理を行う能力を測定する「ワーキングメモリー指標（WMI）」，単純な視覚情報を素早く正確に処理して作業する能力を測定する「処理速度指標（PSI）」からなっている。全体知能指数であるFSIQのみや，各主要指標だ

表1　WISC-Ⅴの構成

指標レベル	下位指標
全般的な知能指数（FSIQ）	—
主要指標：特定の認知領域の知的機能	言語理解指標（VCI）
	視空間指標（VSI）
	流動性推理指標（FRI）
	ワーキングメモリー指標（WMI）
	処理速度指標（PSI）
補助指標：臨床的ニーズに基づく認知能力	量的推理指標（QRI）
	聴覚ワーキングメモリー（AWMI）
	非言語性能力指標（NVI）
	一般知的能力指標（GAI）
	認知熟達度指標（CPI）

けで解釈するのではなく，それらのバランスや組み合わせを考慮して対象者をより深く理解することが重要である。

全体像だけでなく，詳細な知的能力の把握ができることから，個人の知的能力の得手不得手を判別することができ，発達障害などの支援にも活かすことができる。しかし，詳細な知的能力を測定するためには，検査に要する時間が60～120分と長いため，対象者が検査に取り組める時間も考慮したり，対象者を適切に励ましたりしつつ進めるなどの工夫が要求される場合もある。

KABCⅡ

Kaufman（カウフマン）夫妻によって認知・神経科学的な視点から開発された検査である。2歳6カ月～18歳11カ月を対象に認知尺度と習得尺度を測定する検査である。認知尺度は，掲示尺度，同時尺度，学習尺度，計画尺度で構成されている。習得尺度は，語彙尺度，読み尺度，下記尺度，算数尺度から構成されている。また，情報を処理する際に同時に複数の処理を行う同時処理と，順番

＊ WPPSI：Wechsler preschool and primary scale of intelligence
＊ WISC：Wechsler intelligence scale for children　＊ WAIS：Wechsler adult intelligence scale
＊ FSIQ：full scale intelligence quotient　＊ VCI：verbal comprehension index　＊ VSI：visual spatial index
＊ FRI：fluid reasoning index　＊ WMI：working memory index　＊ PSI：processing speed index

に従って段階的に処理する掲示処理のパターンに注目していることも特徴的である。

学業で問題がある際に，能力によるものか，認知特性に合った学習ができていないためなのかなどが把握できる。この検査では，学力と脳機能の両面に関する情報を得ることができるため，LDやADHDの診断補助としても活用される。

言語を必要としない知能検査

これまでいくつかの知能検査を取り上げてきたが，知能検査は言語での回答を求める検査であることが多い。乳幼児や言語の使用が難しい対象者の知能測定のため，言語を必要としない検査も開発されている。その1つに，Kohsにより開発された**コース立方体組み合わせテスト**がある。

対象年齢は6歳〜成人で，図2のような立方体のブロックを複数使い，図3で示されるような見本模様を作成するように求める。立方体は，図のような赤や白以外にも，青，黄なども含まれる。作業成績により，精神年齢を求めビネー式のように比率IQを算出する。

言語を必要としない検査として，グッドイナフ人物画知能検査も挙げられる。この検査はGoodenough（グッドイナフ）が考案した，特に3〜9歳の子どもを対象に実施される検査である。人物を1人または2人描くもので，簡便に行える。発達心理学において，各月齢や年齢でみられる人物画の特徴（図4）から精神年齢を割り出し，比率IQの算出が可能となる。目が描かれているか，胴が描かれているかなどの観点がある。

図2 コース立方体テストで使用するブロック

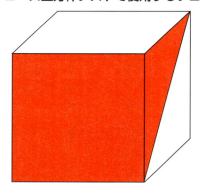

図3 コース立方体テストの見本模様

図4 乳幼児に特徴的な人物画のイメージ

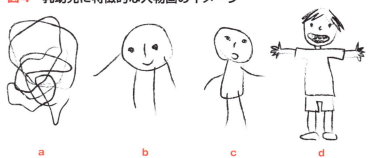

　　a　　　　　　b　　　　　　c　　　　　　d

いわゆるなぐり描き（**a**）から，頭が大きかったり頭から手足が直接描かれたりする頭足人（**b**），顔の下に胴，さらに胴から簡単に手足が描かれ（**c**），より詳細に実際に見えたとおりに描く（**d**）といった段階を経る。

＊KABC：Kaufman assessment battery for children　　＊LD：learning disabilities
＊ADHD：attention-deficit hyperactivity disorder

> **専門分野へのリンク**
> **コース立方体組み合わせテストの利用**
> 臨床では，言語的には理解が困難であっても状況を理解し，動作を獲得できる対象者に対応する場合がある。動作手順を理解し，記憶していくことが可能かの判断は重要であり，そのようなときにコース立方体組み合わせテストを用いて評価を行う。

高齢者の知能に関する検査

医療現場においては，高齢者の認知症のアセスメントとして用いられる検査も開発されている。例えば，**ウェクスラー式記憶検査（WMS-R）**は，記憶力の測定を目的に開発され，16歳0カ月～74歳11カ月を対象とした検査で，認知症などの記憶障害の検査のために用いられる。一般的記憶力や注意集中が測定され，一般的記憶は言語性記憶と視覚性記憶を個別に判定できる。**レーヴン色彩マトリックステスト**はRavenによって開発された，45歳以上を対象とした言語要因を含まずに知能を測定できる検査である。標準図案の欠如部分に当てはまる図を6つの図の選択肢のなかから1つ選ばせる検査である（**図5**）。認知症以外にも，失語症のテストとしても使用される。手順や評価が簡便なため，スクリーニングテストとしても活用されることもある。また，長谷川和夫らによって開発された**改訂版長谷川式簡易認知評価スケール**（HDS-R）は，認知症のスクリーニングを目的に考案された尺度である。見当識に関する問題と，即時記憶や計算問題から構成されている。**ミニメンタルステート検査（MMSE）**は国際的にも使用されている認知症に関する検査であり，10～15分という短時間で実施できるという特徴がある。検査項目は11項目（時間の見当識，場所の見当識，即時想起，計算，遅延再生，物品呼称，文の復唱，口頭指示，書字指示，自発書字，図形模写）からなる。時間の見当識では「今日は何曜日ですか」という質問，計算では「100から8を引いてください」，「続いてそこからさらに8を引いてください」などと続けていくような質問がある。また，即時記憶で3つの言葉を検査者が被検査者に伝え，それをすぐに再生してもらい，その後に計算の質問を挟んでから遅延再生として「さっき私が伝えた3つの言葉は何でしたか」などと質問するケースもある。1つの正答ごとに1点が加算され，最大で30点となる。28～30点で認知機能に異常なし，24～27点で軽度認知障害（MCI）の疑いあり，23点以下で認知症の疑いありと評価される。

図5 レーヴン色彩マトリックステストのイメージ

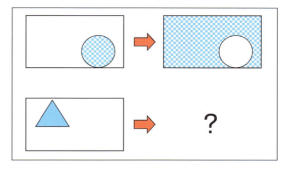

?には①～⑥のうち，どの図形が入るだろうか？

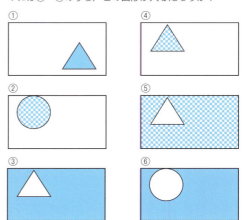

＊WMS-R：Wechsler memory scale-revised　＊HDS-R：Hasegawa dementia scale-revised
＊MMSE：Mini-Mental State Examination　＊MCI：mild cognitive impairment

3 パーソナリティ検査

POINT

● パーソナリティ検査は大きく分けて，質問紙法，作業検査法，投影法の3つがある。
● 測定する内容が検査によって異なるため，検査名（正式名称とアルファベットなどで記載される略称）と測定内容を併せて理解する必要がある。

パーソナリティとその検査

パーソナリティとは何を指すのだろうか。性格や人格などという訳語で言い換えたとしても，性格や人格とは何だろうか。臨床心理学的アセスメントの文脈のなかでは，個人の行動の背景になっている個人差を生み出すような考え方や感じ方，態度，習慣，あるいは行動の傾向などを指す。従って，狭義には想像しやすいような社交的な性格や引っ込み思案などの性格もあるが，広義には抑うつ的な気分や不安になりやすい傾向であったり，情報をどのように受け取りやすい傾向にあるかなども含まれる。本項目では，性格という思い浮かべやすいものを測定している検査や，抑うつや不安，身体症状の起こりやすさなどの検査も含めて解説する。

パーソナリティ検査の種類とテスト・バッテリー

パーソナリティはさまざまなものを含んでおり，その測定は多様になされている。それらは，大まかに3種の測定法に分類される（**表2**）。

1つ目は**質問紙法**である。これは，いくつかの質問に対する回答を選択肢のなかから選び回答するものである。選択肢は「はい・いいえ」の2つのもの（2件法）もあれば，「まったくあてはまらない・あまりあてはまらない・どちらともいえない・すこしあてはまる・かなりあてはまる」の5つのもの（5件法）など，さまざまである。また，選択肢も頻度を回答するもののほか，強度や当てはまりなどの程度を回答するものがある。質問数も検査によって異なり，MMPIのように550項目からなる質問紙もあれば，GHQ12のように12項目のものもある。質問数や回答する選択肢が多いほど回答に際して考えさせることになり，負担は大きくなる。

2つ目に**作業検査法**がある。これはある特定の作業課題を用いる検査方法である。隣り合う数字を計算し続けてその計算数からパーソナリティを測定したり，いくつかの図形を模写しその正確さや模写の特徴からパーソナリティを測定するものである。

3つ目に**投影法**がある。投影法は，あいまいな刺激に対する対象者の意味付けを分析する方法である。代表的なものとしては，ロールシャッ

表2　パーソナリティ検査の3分類

分類名	心理検査名
質問紙法	YG性格検査，ミネソタ多面的人格目録（MMPI），NEO-PI-R，NEO-FFI，精神健康調査票（GHQ），コーネル・メディカル・インデックス（CMI）
作業検査法	内田クレペリン作業検査，ベンダー・ゲシュタルト検査
投影法	ロールシャッハ・テスト，絵画統覚テスト（TAT），P-Fスタディ，文章完成法（SCT），バウムテスト，家－木－人物画テスト（HTP），動的家族画テスト（KFD）

＊ MMPI：Minnesota multiphasic personality inventory　＊ NEO-PI-R：NEO personality inventory revised
＊ NEO-FFI：NEO five factor inventory ＊ GHQ：general health questionnaire
＊ CMI：Cornell medical index　＊ TAT：thematic apperception test　＊ SCT：sentence completion test
＊ HTP：house-tree-person　＊ KFD：kinetic family drawing

ハ・テストやTATなどがある。これらは曖昧な刺激であるためにどのようにも答えることができ，答え方の自由度が高い。答え方の自由度が高いということは，色々な思考やイメージを喚起させる。そのため，投影法は精神的な負担をかけやすいといわれている。また，実施にもかなりの時間を要することが多く，その解釈にも相当の訓練が必要である。

　心理検査には以上のようなものがあるが，各検査は性格や知能の一側面を測定するにすぎず，1つの検査で人の全側面を完全に理解することはできない。そのため，できるだけ多面的にその人を理解するために複数の検査を組み合わせて実施する。その心理検査の組み合わせを**テスト・バッテリー**とよぶ。

　テスト・バッテリーを組む際に重要なポイントがいくつかある。まずは，対象者への負担である。対象者の精神的な状態と，その状態で耐えられるだけの負担を考慮する必要がある。また，心理検査にはそれぞれ特徴がある。投影法は答え方の自由度が高いため，どのように答えてもよく，その答えがどのような判断をされるのかわかりにくい。一方で，質問紙法は対象者が社会的に望ましい答えを意図して答えることができ，「こうありたい自分」というものを反映させやすい。

　フロイトの局所論の無意識・前意識・意識と照合すると，より無意識の水準を知ることができる検査にはロールシャッハ・テスト，無意識から前意識の水準を知ることができる検査にはTAT，意識の水準を知ることができる検査には質問紙法が当てはまる。

　そのため，検査を行う際は対象者の負担以外にも投影法ばかりや質問紙法ばかりに偏ることがないよう組み合わせることが望ましい。ただし，いくらテスト・バッテリーを組んだとしても，テスト結果から把握できる対象者に関する情報は，対象者の一側面にすぎないことを心得ておく必要がある。

臨床に役立つアドバイス

パーソナリティ検査の臨床への活用

　パーソナリティ検査の情報を臨床に活かしていくためには，①検査の結果を通じて対象者の特性の理解を深める，②検査結果をもとに治療計画を策定する，③対象者に検査結果を説明し，治療方針について共有する，④治療の進行状況を定期的に評価し，必要に応じて治療計画を修正する，⑤多職種と連携して，対象者にチームで支援を提供することが重要である。

質問紙法（性格）：NEO-PI-RとNEO-FFI

　ビッグ5理論に基づいて開発された質問紙は複数あるが，代表的なものに，NEO-PI-Rやその短縮版のNEO-FFIがある。ビッグ5理論で抽出されている性格の5因子である「神経症傾向（neuroticism）」，「外向性（extravesion）」，「開放性（openness to experience）」，「誠実性（consientiousness）」，「調和性（agreeableness）」が測定されている。NEO-PI-Rは240項目で構成されており，NEO-FFIは60項目で構成されている。

質問紙法（性格）：MMPI

　ミネソタ多面的人格目録（MMPI）は当初550項目の質問で構成されていたが，その後改訂され，2020年に335項目で再構成されているMMPI-3が開発された。感情，思考，行動の3つの高次尺度，身体的愁訴や被害念慮などの精神医学的な患者群と健常者群で回答率に差が認められるような項目からなる臨床尺度，身体的不調や，自殺念慮，物質乱用，社交回避などの特定領域の問題尺度，精神病理に焦点を当てたパーソナリティ精神病理5尺度に加え，類似した項目間で回答に矛盾がないかや極端な回答に偏っていないかなどを検討する妥当性尺度から成り立つ

ている。

各尺度の得点結果をプロフィールとして表すことができ，医療現場では心身症や統合失調症などの精神障害の診断補助としても用いられることがある。

質問紙法(性格)：YG性格検査

120項目で構成され，12の性格特性（**表3**）を測定するものである。また，12の性格特性を組み合わせて6つの因子の傾向をみることができる。MMPIと同様，12の性格特徴に関する得点結果をプロフィールとして表し（**図6**），プロフィールを5つの典型（**表4**）とその準型および混合型に分類して性格特性の検討を行う。

質問紙法(性格)：MPI

Maudsley性格検査（MPI）は80項目で構成され，外向性―内向性と神経症傾向の2つの次元から性格をとらえるものである。また，80項目のなかには，虚偽発見尺度や検査の意図を見透かされにくくするための項目も含まれている。

質問紙法(性格)：TEG

東大式エゴグラム（TEG）は，2019年に改訂版TEG3が開発されており，53項目で構成されている。この検査は，交流分析という理論を基に作成されたものである。交流分析では，5つの自我状態（**表5**）が想定され，その5つの自我状態についての得点がエゴグラムとよばれる棒グラフとして表される。その5つの自我状態のバ

表3　YG性格検査で測定される12の性格特徴と6つの因子

性格特性	内容（低得点 ⇔ 高得点）	因子
D：抑うつ	陽気，明るい ⇔ 陰気，悲観的	情緒安定性
C：回帰性	落ち着きがある ⇔ 感情・気分が変わりやすい	情緒安定性
I：劣等感	自信過剰 ⇔ 自信がない，劣等感がある	情緒安定性
N：神経質	楽天的，気にしない ⇔ 心配性，神経質	情緒安定性
O：主観性	客観的な視点 ⇔ 空想的，自分本位	社会適応性
Co：協調性	協調的 ⇔ 不信感，不満感が強い	社会適応性
Ag：攻撃性	事なかれ主義 ⇔ 攻撃的，社会的活動の積極性	社会適応性，活動性
G：活動性	おとなしい ⇔ 心身両面で活発・活動的	活動性，衝動性
R：のんきさ	慎重 ⇔ 気軽，衝動的	衝動性，内省性
T：思考的外向	思慮深い，計画的 ⇔ 考えが大雑把	内省性
A：支配性	依存的，服従的 ⇔ リーダシップがある	主導性
S：社会的外向	人との接触を好まない ⇔ 社交的	主導性

図6　YG性格検査のプロフィールイメージ（D型）

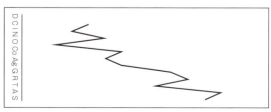

> **パーソナリティ検査と就労支援**
> パーソナリティ検査は対象者の就労支援の職業評価に用いられる。職業興味の背景や対象者の特性と希望職種の適性を評価する。YG性格検査や内田クレペリン作業検査が用いられる。

＊MPI：Maudsley personality inventory　＊TEG：Tokyo university egogram

表4　プロフィールの5つの典型

A型：average type（平均型）	中央寄りプロフィール。各尺度得点が平均的で，目立った性格特徴がない。
B型：black list type（不安定積極型）	右寄りのプロフィール。情緒不安定で衝動性や活動性が高く，周囲と協調しづらいこともある。
C型：calm type（安定消極型）	左寄りのプロフィール。情緒的に安定し協調的だが，行動は消極的でおとなしい。
D型：director type（安定積極型）	左上から右下へ下がるプロフィール。大雑把なところがあるものの情緒が安定し積極的で社会適応も高い。
E型：eccentric type（不安定消極型）	右上から左下へ下がるプロフィール。心配性で神経質で引っ込み思案だが思慮深く慎重なところもある。

表5　交流分析における5つの自我状態

自我状態	特徴
CP（批判的親）	厳格，理想を追求，責任感の強さ，頑固
NP（養育的親）	世話好き，受容的，他者の自立性を阻む
A（大人）	現実的，合理的，打算的，ユーモアに欠く
FC（自由な子ども）	明朗快活，創造的，行動的，自分勝手
AC（適応的な子ども）	協調性が高い，忍耐強い，主体性に欠く

CP：critical parent，NP：nurturing parent，A：adult，
FC：free child，AC：adapted child
どの自我も良し悪しがともにある。

ランスから性格特徴をとらえる検査である。交流分析では，この5つの自我状態から対人交流上の特徴をとらえてコミュニケーションなどの具体的な対人交流の改善を図るが，そのための資料として用いることもあり，性格特徴をとらえるだけでなく，その後のアプローチにもつながる検査である。また，検査結果が妥当であるのかを検討するための項目や，検査結果解釈にあたって「どちらでもない」を回答した項目数などが設定されている。

質問紙法：抑うつ

　抑うつに関する質問紙は多くのものが開発されており，自己評価式抑うつ尺度（SDS），ベック抑うつ質問票（BDI），うつ病自己評価尺度（CES-D），簡易抑うつ症状尺度（QIDS-J）などがある。実施する際は，項目数や質問内容を確認し，対象者の状態を配慮して選ぶ必要がある。比較的短時間で回答できる検査が多く，スクリーニングテストとしても活用されることも多い。

　SDSは20項目で構成された検査で，そのうち10項目が逆転項目である。1〜4点の4段階で評価され，総合得点で40点以上の場合に軽度以上の抑うつ気分があると判断し，得点によって軽度，中度，重度に分けられる。

　BDIは1996年に改訂され第2版がBDI-Ⅱとして開発されている。臨床経験に基づいて作成された21項目で構成されている検査である。0〜3点の4段階で評価され，14点以上で抑うつ気分があると判断され，得点により軽症，中等症，重症に分類される。

　CES-Dは，一般人口におけるうつ病を発見することを目的に作成された検査で，20項目で構成されている。0〜3点の4段階で評価され，総合得点で16点以上が抑うつ気分があると判断される。

　QIDS-Jは16項目で構成された検査で，睡眠に関する項目（4項目），食欲や体重に関する項目4項目，精神運動に関する項目2項目とそれ以外の項目6項目で構成されている。0〜3点の4段階で評価され，先述の睡眠，食欲/体重，精神運動に関するものは，そのなかで最も得点が高い項目1つの得点のみを採用し，それ以外の項目

＊SDS：self-rating depression scale　＊BDI：Beck depression inventory
＊CES-D：the center for epidemiologic studies depression scale
＊QIDS-J：quick inventory of depressive symptomatology

は得点を単純に合算する。6点以上でうつ病の可能性があると判断される。

質問紙法：気分

POMS2とよばれる気分を評価する質問紙もある。18歳以上の成人用と13～17歳の青少年用があり、いずれも65項目で構成され、「怒り・敵意」、「混乱・当惑」、「抑うつ・落込み」、「疲労・無気力」、「緊張・不安」、「活気・活力」、「友好」の7つの気分尺度と、ネガティブな気分状態を表すTDM得点項目からなっている。治療や介入の効果測定や職場のメンタルヘルスの把握に活用されている。成人用・青年用ともに35項目の短縮版も開発されている。

質問紙法：不安

不安に関する尺度もいくつか開発されており、代表的なものに状態-特性不安尺度（STAI）や顕在性不安尺度（MAS）がある。STAIは、状況に応じて一過性の反応として生じる状態不安を測定する20項目と、状況にかかわらず危険を回避しようとしたり心配に思ったりしやすい個人の傾向である特性不安を測定する20項目で構成されている。MASはMMPIのなかから項目が抽出されたもので、不安に関する50項目に妥当性L尺度15項目を加えた65項目により構成されている。

質問紙法：心身の健康状態（GHQとCMI）

対象者が自覚している症状の有無を尋ねることにより、健康状態を把握する検査として、精神健康調査票（GHQ）やCMIがある。GHQは神経症者のスクリーニングと、神経症症状の評価を目的に開発された検査である。もともとは60項目で作成されたが、その後12項目版や28項目版、30項目版が開発されている。CMIは、呼吸器系や消化器系などの身体の自覚症状と、不安や怒りなどの精神的自覚症状の回答を求め、神経症傾向を判定するために開発された。スクリーニングテストとしても活用されている。男性版は211項目、女性版は213項目で構成されている。

作業検査法：内田クレペリン作業検査

この検査は、数字がランダムに羅列されている行が30行あり、1分間で隣り合う1桁の数字を加算し続け、1分経てば次の行でまた加算を続ける検査である。この加算作業を15分繰り返し、休憩を挟み、再度15分行う。その作業課題の誤答の数や総回答数、行ごとの回答数の変遷を折れ線グラフのように表す作業曲線などから性格を検討する。

作業検査法：ベンダー・ゲシュタルト・テスト

この検査では、9つの簡単な図形を模写させる。視覚・運動ゲシュタルト機能の成熟度と損傷やパーソナリティの傾向などを知ることができるテストである。図形の歪みや描線の震えなどの特徴により、脳障害の有無に関するスクリーニングテストとしても活用されることがある。

投影法：ロールシャッハ・テスト

図7に示した、ほぼ左右対称のインクのしみのような図柄が印刷された10枚の図版を使い、決められた順番に1枚ずつ提示して対象者に何に見えるかを尋ねる検査である。実施法としては、まずは、図版を提示して対象者に何に見えるか

図7　ロールシャッハ・テストの図版イメージ

---

* POMS2：profile of mood states 2nd edition　　* STAI：state-trait anxiety inventory
* MAS：manifest anxiety scale

自由に回答を求める自由反応段階を実施し，続いて，自由反応段階で回答が得られた対象者に見えたものについて，「コウモリとおっしゃいましたがどういうところからそのように見えたか教えてください」などと尋ねて，対象者がインクのしみをどのように見ていたのかを把握する質問段階を実施する。そして最後に，質問段階で明らかにできなかった点を直接明らかにしたり，「一番好きな／嫌いな図版はどれですか」といったように，より深い解釈のために補足的に活用する質問を行う検討段階を経て検査を終了する。その後，対象者の反応を決められた記号にまとめ，それらを集計して分析を行い，パーソナリティを包括的に理解する。記号の集計情報を基に行われる形式分析，得られた応答を提示された図の順を追って時系列的な観点から理解する系列分析，何に見えたのかの反応内容の特徴を検討する内容分析などにより分析する。検査の実施に60分以上かかることもあり，その後の記号化と集計といった結果の整理や分析にも時間を要し，解釈するにも熟練を要する。

投影法：TAT

絵画統覚検査ともよばれる検査で，人物や風景の描かれた図版を提示し，対象者に物語の作成を求めるものである。もともとは20枚の図版を使って10枚ずつ2日間に分けて実施するものだが，臨床場面では検査者が10枚程度の図版を選択して実施することが多い。対象者の人間関係について知るために活用されることもある。また，擬人化された動物が描かれた子ども用の図版は特にCATとよばれる。

投影法：PFスタディ

図8に示した日常的にあるような欲求不満の場面について，表情があえて描かれずに線画で描かれており，欲求不満状態にある人物に空白の吹き出しがあり，この吹き出しにセリフを記入することが求められる検査である。このような欲求不満場面のイラストが，場面を変えて24枚あり，さまざまな欲求不満場面での反応から攻撃の方向（外罰，内罰，無罰）や攻撃の型（障害優位型，自我防衛型，欲求固執型）を分類し解釈を行う。小学生と中学生を対象とした児童用，中学生・高校生・大学生を対象とした青年用，20歳以上の大学生と一般成人を対象とした成人用がある。

投影法：描画テスト

これまで，絵や模様を見て回答を求める投影法を取り上げてきたが，「〇〇を描いてください」という教示で，絵を描いてもらうテストもある。それらを総じて**描画テスト**とよぶ。有名なテストとして，「実のなる木を描いてください」と教示して果樹を描くことを求める**バウムテスト**がある。バウムテストと似たものに樹木画テストがあるが，樹木画テストの場合は「木を1本描い

図8　PFスタディの図版イメージ

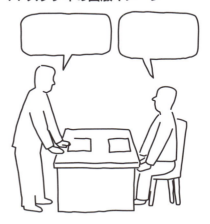

> **専門分野へのリンク**
>
> 投影法での注意点ロールシャッハテストのような投影法は，対象児・者の自由な反応を引き出していく。その過程で，対象児・者の内面が賦活化される可能性がある。テスト中およびテストを行った後も対象児・者の様子に十分に注意する。

＊CAT：children's apperception test

てください」という教示となる。他にも家と木と人をそれぞれ1枚ずつの画用紙に描くことを求める **HTPテスト** や，人を描くことを求める **人物画テスト**，家族全員で何かしているところを描くことを求める動的家族画テスト（KFD），「私の家族という題で絵を描いてください」と教示する **家族画テスト**（FDT）がある。

描画テストは，対象者に描画後に描画についての話をしてもらい，その話も含めて解釈を行う。また，描画テストの解釈は筆圧の強弱や絵の大きさなどの形式分析のほか，絵の全体的な印象やバランスといった全体的評価，同じ木でも針葉樹か広葉樹かといった絵の内容に着目する内容分析を統合して行う。絵を通して，自己像や情緒の安定性，関心の向き方，人間関係の取り方などを把握することができる。また，形式分析で筆圧や使用している色の数なども重要な情報であるため，実施に際しては「紙はA4のケント紙でHBの黒鉛筆のみ使用する」，「B4判の画用紙でBの黒鉛筆に加えてJIS規格の12色の色鉛筆を使用する」などの決まりがある。

投影法：文章完成テスト

文章完成テストは，文章完成法やSCTともよばれる。図9のように文章の書き出しのみが書かれており，その後に言葉を付け足して文章を完成させるテストである。日本では法務省式文章完成法（MJ式SCT）や精研式文章完成法テストなどがある。作成された文章の内容を直接解釈するが，機械的な解釈ではなく，検査実施後に質問を行い得られた情報を踏まえて解釈する必要がある。

> **実践!! 臨床に役立つアドバイス**
> **描画テスト実施時の観察**
> 描画テストでは，対象者が描画した作品に対して分析を加え解釈を行うが，対象者が描画テストの指示を聞き，実際に描画しているときの様子も対象者の内面で起きていることの理解の参考となる。

図9　文章完成テストのイメージ

私にとって資格とは、	仕事に就くため必要なもの	。
学校の先生は、	専門科目を教えてくれるだけでなくその職業の先輩でもある	。
臨床心理学の勉強は、	必要だから覚えるのが大変	。

4　面接法

 ● 面接法には，あらかじめ質問を設定しない非構造化面接，大まかな方向性や質問内容を想定したうえで自然なやり取りに近い形で実施する半構造化面接，質問内容や文言，順番などが決まっていて手順も標準化されている構造化面接がある。

面接の構造化による3分類

面接法は，対象者本人や対象者に近しい人との面接でのやりとりを通して，対象者を理解する方法である。その面接をどれだけ構造化する

＊FDT：family drawing test　　＊MJ：Ministry of Justice

かによって，大きく3つに分類される。ここでいう構造化とは，主に質問内容をあらかじめ決め，やり取りをどの程度想定された内容のものにするかということである。構造化されることで短時間のうちに必要な情報を網羅することができる。また，同じ構造で複数の面接を行うことにより，同じ条件のなかでも被面接者による違いを理解できることもある。一方で，構造化が強すぎると被面接者にとって取り調べのような詰問をされている印象になったり，情緒的で暖かな印象ではなく冷たい印象を与えたりすることもある。また，質問内容が限定され，得られる情報の範囲が狭まることもある。どの程度の構造化が望ましいかを考慮しつつ，面接を行う必要がある。

　最も構造化が行われない**非構造化面接**は，質問項目などが事前準備されないものである。面接者が何を尋ねるか，被面接者が何について話すかは，面接の流れ次第である。いわゆるカウンセリングや心理療法は非構造化面接である。客観性は低くなるものの，被面接者が自由に話したり探索できたりするため，その被面接者らしさがより現れやすくなる。自由なやり取りを行うことが重要となり，面接者は被面接者が話しやすい雰囲気作りや，熟達した傾聴力が必要になる。面接者が思いがけず被面接者を誘導することになってしまうと，被面接者そのものの思いや気持ちとは異なる情報が語られることになり，正確な対象者理解につながらなくなるため，注意する。

　非構造化面接よりもやや構造化を強め，質問の方向性やいくつかの質問は設定するものの，基本的には自然なやり取りを通して適宜準備した質問を織り交ぜながら進めていくものを**半構造化面接**という。質的研究法として用いられる面接法が該当する。臨床心理学的な実践のなかでも，対象者の状態像などを評価・アセスメントする目的で行われる面接は半構造化面接に分

類されることが多い。質問の方向性や質問があらかじめ決まっているとはいえ，質問と回答の機械的な繰り返しであってはならない。質問への回答があっても，その回答を基にやり取りを続けてより詳細な情報を得たり，やり取りの流れを踏まえつつ，あらかじめ用意した質問を自然に展開していく。そのため，半構造化面接も自然なやり取りを心がけつつ，被面接者が自由に回答できる工夫が必要である。

　構造化面接では質問は明確に決められており，言葉遣いや順序を変更せず標準化された手続きどおりに行う必要がある。これは，面接者によって得られる情報が異なるのを避け，一定の言葉かけによる被面接者間の反応の違いを明らかにするためである。

　面接法で得られる情報は，質問への言語的回答内容だけでなく，対象者の外観（清潔感があるか，どのような服装かなど）や表情，目線，動作などの視覚的情報，声の様子や口調，流暢さなどの聴覚的情報，質問や応答，うなずきのタイミングなどの非言語的情報も得られる。回答内容だけにとらわれず，多様な観点から情報を得て被面接者の理解につなげる。

非構造化面接：カウンセリングや心理療法

　カウンセリングや心理療法は介入や治療であるため，狭義のアセスメントではないといえるが，クライエント（患者や相談者）を常に「見立て」つつ治療的面接を進めていくことを考えると，カウンセリングや心理療法を行う間も広義のアセスメントを行っているといえる。見立てとは，治療者側が想定するクライエントの状態像のことを指す。最初の面接で得られた情報からクライエントを見立て，その見立てに応じてクライエントの支援方法を考えていくが，最初の見立てをそのまま固持するわけではない。面接の回

数を重ねるたびにクライエントに関する情報は多様さを増し，さらに多くの情報が得られることとなり，見立てもそのような情報に合わせて修正し，より精緻になるためである。あくまでも見立ては見立てを行ったその時点での治療者側の仮説であり，その後の面接過程でその仮説を検証しつつ，より適切な見立てに改変していくのである。

また，見立ては治療者側の想定であるため，見立てに合わせて情報を得るのではなく，いったん見立てからは離れたニュートラルな状態でクライエントのやり取りからクライエントを理解する姿勢が重要である。例えば，これまで「人に迷惑をかけないこと」を第一にして自分の思いを後回しにしてきたクライエントが，日常生活で初めて自分の思いを口にして涙を流したエピソードが語られたとする。その際，当初の「人に迷惑をかけないこと」を第一としているクライエント像を治療者が固持し，その見立てに当てはめて話を聞いていたとしたら，自分の思いを話してクライエントが涙したことは，自分の思いを口にすることで迷惑をかけてしまうかもしれない後悔や，相手への申し訳なさによるものとしか受け取れないかもしれない。しかし，ニュートラルな状態で涙を流したエピソードをとらえると，これまで言えなかった思いが言えたことで，感極まって涙が出たともとらえることができる。

見立てをもちつつ，それにとらわれないようにやり取りを続け，新たな見立てにつながるような情報が得られた場合，クライエント自身に確認したり詳細に話を聞きながら，見立てを適切に精緻にしていく必要がある。

半構造化面接：インテーク面接

インテーク面接は受理面接や初回面接ともよばれ，治療面接の前に行うものである。カウンセリングや心理療法に適した内容の訴えなのか，クライエントがどのような問題を抱えているか，それに対してどのような支援が適切かを把握・判断するための面接である。

インテーク面接では主に「主訴」，「相談歴または病歴」，「成育歴」，「家族歴・家族構成」について明らかにする。主訴は，何についての相談を希望しているのかということであり，インテーク面接前の申込時に受付票や受付の電話などである程度把握している情報である。申込時に聞いた主訴に基づいて，インテーク面接で得るべき情報を想定し，質問の順番や明らかにしておくべき事項を想定する。また，把握していた主訴と詳細に聞いた主訴に齟齬がないかを確認するためにも，インテーク面接ではまず主訴について尋ねる必要がある。主訴が発達の要因に関する場合は，子ども時代からのクライエントの様子などの成育歴，家族構成や子ども時代からの家族の様子や関係のあり方などの家族歴が重要になる。そのため，主訴に次いで早い段階で成育歴や家族歴を尋ねることもある。

また，発達に関する情報の場合，クライエント自身が把握しきれていない情報（1歳時の発話の状況や出生時の様子など）が必要なこともある。電話受付時に必要とわかれば母子手帳を持参してもらったり，母親にも来談してもらい情報を得ることもある。

発達の要因よりも現在の職場環境などの要因が想定される場合は，現在抱える問題を誰かに

情報のもつ意味

面接は言葉を介して行われるが，非構造化面接であれ，構造化された面接であれ，対象者の表出する表情や態度，行為などに表れる非言語的なメッセージも重要な情報となる。そのため，面接時の言語的情報と非言語情報を併せて対象者を理解する。発せられた言葉のもつ意味と，表現された表情のもつ意味の差を読み解くことが大切である。

相談したことがあるかやその結果どうだったかなどの相談歴や，現在抱える問題について受診歴があるのか，これまでも起こっていたとしたらどのような経過だったのかなどの病歴，職場での人間関係の様子についての情報を得ることもある。このように，現状どのような問題を抱えていて，その問題の影響の大きさはどれほどなのか，その問題がどのように形成されたのかなどを得られた情報によりアセスメントし，見立てを形成してその後の治療面接につなげられるようにする。

精神疾患が疑われる際には，カウンセリングや心理療法の前に精神科などの受診を勧め（他機関や他の専門家などへのリファー），カウンセリングや心理療法を受けることについて主治医に相談のうえ，許可が得られてから来談するように求めることもある。そのため，クライエントの状態像を精神病理などの観点も踏まえてアセスメントしなければならない。従って，現在の身体的・精神的状況に関する情報も得る必要がある。

また，問題が何に起因しているか以外にも，クライエントが問題を抱えた状況で保っていたり強みとしてもっているクライエント自身のリソースや，家族や職場のなかでクライエントを支えてくれている人などの環境リソースに関する情報を得ることも重要である。なお，これらの情報は，主訴の話を聴いている際に職場や家族の話が出てきたらその流れで聞くなど，自然なやり取りのなかで情報を得ていくことがクライエントの負担の軽減につながる。

構造化面接：SCID

精神科診断面接マニュアル（SCID）は，アメリカ精神医学会の診断マニュアルであるDSMに基づき疾患の診断・アセスメントを行うための面接法である。研究版，臨床版，パーソナリティ障害版があり，研究版と臨床版ではパーソナリティ障害を除いたほとんどの精神疾患を診断・アセスメントできるようになっている。これらは質問などが決められており，そのとおりに実施する。実施には45〜180分かかり，面接者はトレーニングを要する。

5 行動観察

- 行動観察の長所と短所を理解し，アセスメントの方法として適切に選択する。
- 行動観察にはいくつかの方法があり，目的によって適宜取捨選択したり組み合わせたりする必要がある。

行動観察の目的と目的に応じた観察法

行動観察は，本人からの聴取よりも実際に本人の様子を見てアセスメントを行うほうが支援案などを考えやすい場合などに行われる。例えば，授業中に問題行動があるとされる児童がどのような場面や刺激があると問題行動を起こしやすいかを知るために，授業場面を直接観察したり，発達障害と診断された児童が実際の学校生活のなかでどのような困りごとを抱えているか，学校場面での意思疎通の図りにくさが本人の自覚できていないところで起こっているかなどを把握するために行われる。また，子育ての難しさを訴える養育者とその子どもがかかわる様子を見て，養育者本人ではわかりにくい養育者と子

*SCID : structured clinical interview for DSM　*DSM : diagnostic and statistical manual of mental disorders

どもとの関係性の取り方や，コミュニケーションの齟齬をとらえ，子育て支援に活かすこともある。

行動観察の長所は，対象者にとって非日常的な検査としてではなく，日常的にもよくある場面や状況で対象者の日常の自然な行動を情報として収集できることや，言語的に困ったことを訴えたり伝えたりできないクライエントの実情を得られることにある。しかし，観察しようとしている行動が生起するかどうかは確定できず，生起するまで時間を要する場合があること，観察者がいるということに影響されて起こっている可能性があること，観察者の視点や解釈が主観的になりやすいことなどの短所もある。短所も踏まえたうえで主観的にならないよう録画・録音したり，複数人で観察したり，ワンウェイミラーを用いたりするなどの工夫をするとよい。

このように，知るべきことをあらかじめ把握でき，直接観察したほうがよいと判断された場合に行動観察が行われる。行動観察は環境操作の程度や観察者と被観察者の関係，データ採取の仕方によって，さまざまな分類が可能である。行動観察の目的に応じて適切な方法を選択し，より的確に評価しなければならない。

環境操作の程度：自然観察法と実験観察法

自然観察法は環境操作をせず，自然な環境で生じる行動を観察する方法である。幼稚園や保育園，学校での様子をそのまま観察したり，日常生活場面を観察するなど，観察者が観察場面を特別設定せずに行われる。そのため，日常における自然な行動特徴を把握することができる。

一方，環境操作を行う観察法として**実験的観察法**が挙げられる。この方法では，対象となる行動が生起するような環境を観察者側で作り，その行動を観察する方法である。実験的観察法を行った研究として，乳幼児の母親との愛着関係と乳児の見知らぬ状況での愛着行動との関連を検討したものがある。乳児を1人で見知らぬ状況におき，その状況下で母親と会わせた際に乳児と母親との愛着関係によって乳児の行動特徴が異なることを明らかにした。このような実験的観察法は仮説を検証するための方法といえるが，非日常的な環境設定自体が対象者に何らかの影響を及ぼす可能性があることにも留意する。

観察者と被観察者の関係：参加/非参加観察法

対象者と離れたところで対象者が観察されていることを意識せずに行う**非参加観察法**は，観察者の影響を少なくすることができ，観察者も対象者とかかわりをもたないことで客観的に観察することができる。**参加観察法**は，観察者の存在を対象者に示しながら観察する。この方法は，対象者に溶け込むことができたり，観察したい行動が生起するように促したり，対象者と近しい目線で観察することでどのように行動が生起するのかを把握できる利点がある。一方で，対象者とのかかわりが深くなり，客観的なデータが取りにくくなるという懸念もある。そのため，観察者としての立場とかかわりの程度を意識し，適切に距離を保つことが重要である。

データの採取方法：時間・場面・事象

データの採取方法はさまざまなものがあるが，本項目では代表的な3つの方法を紹介する。

専門分野へのリンク

目的に合った観察

自然観察は対象児・者の生活場面全般にかかわる行為や行動を理解するのに適している。基本的な日常生活のパターンや対人行動のパターン，集団内行動のパターンなどの観察に用いられる。実験観察は観察者が特定の観察項目に対して具体的に評価するのに適している。

1つ目は**時間見本法**である。一定の時間間隔で区切り，そのなかで起こる特定の行動を記録する方法である。さまざまな行動の生起頻度や持続時間などの情報が得られる。例えば，30分程度の対象者の日常的な自由遊びを数分ずつ区切り，その場面のなかで他者との交流がなされる時間や頻度，交流の種類を把握する。こうした手法により，交流ができないと思われた児童でも，前半は交流できていないが，後半はその児童なりに自分から他の児童に遊びを提案している場面が数回生じている場合もある。しかし，それが相手に伝わるやり方ではないため，結果として交流できていないことがわかったり，対象者は他者への関心が低いと判断されがちだが，時間が経てば本人なりに関心を示していることが判明することもある。こうしたことがわかると，保育者や支援者，養育者が遊びに入り，交流の手助けをしたり，お手本となる行動を提示することで支援につながる可能性を見出すことができる。

2つ目は**場面見本法**である。これは特定の場面を取り上げるものであり，場面による違いや共通点などが把握しやすい方法である。自由遊び場面での観察においても，その場面を取り上げた場合，遊びをとおして意思疎通ができて問題がないように見受けられる児童でも，遊び相手からの交流は多く，自らは遊びに関与できていないことがわかったりする。あるいは，移動教室での授業場面と，通常の教室での授業場面でのその児童の注意力や集中力の違いを観察することもある。

3つ目は**事象見本法**である。これは，ある状況における特定の行動に注目し，その生起要因や過程を分析するものである。例えば，自由遊びの場面において「いざこざ」という事象に焦点を当て，その生起要因や，展開過程，収束過程などのデータを得るものである。

このように，同じ自由遊び場面においても，どのような目的のデータを得ようとしているのかや，得られたデータをどのように分析・可視化し提示するかの設定によって時間を区切ったり，場面ごとに比較したり，事象のなかの過程を取り上げたりするなど，取捨選択や組み合わせが必要となる。

まとめ

- ●広くとらえた場合の臨床心理的アセスメントの3つの方法は何か（☞p.103）。 試験
- ●発達検査のうち，養育者からの聞き取りにより行うもの，直接的な子どもの観察や課題の成果により測定するものの代表例をそれぞれ挙げよ（☞p.104）。 実習 試験
- ●ウェクスラー式知能検査の長所と短所を挙げよ（☞p.107）。 実習 試験
- ●パーソナリティ検査の3分類とそれぞれの代表例を挙げよ（☞p.110）。 実習 試験
- ●面接法の3つの分類とそれぞれの特徴を挙げよ（☞p.116）。 実習 試験
- ●行動観察法の長所を挙げよ（☞p.119）。 実習 試験

【参考文献】
1. 日比野英子 監：心理学概論, ナカニシヤ出版, 2018.
2. 下山晴彦 編：よくわかる臨床心理学 改訂新版, ミネルヴァ書房, 2009.
3. 飯田紀彦 編：プラクティカル医療心理学, 金芳堂, 2006.

2章 臨床心理学

2章 臨床心理学

4 心理療法

1 クライエント中心療法

- クライエント中心療法は，人間性心理学の考えに基づいてRogers（ロジャース）によって発展した心理療法であり，彼は後にパーソンセンタード・アプローチへ発展させた。
- クライエント中心療法の治療者に求められる態度の3原則は，無条件の肯定的関心，共感的理解，自己一致である。

人間性心理学とロジャースの基本理念

　クライエント中心療法は，精神分析や行動療法に対するアンチテーゼとして，人間性心理学の1つとしてロジャースによって1950年代に考案された心理療法である。彼は，相談機関を訪れる困難を抱えた人々を患者（patient）とよぶのは，専門的知識を有する権威者と病んでいて受け身的に援助を受ける者という上下関係のニュアンスが含まれると指摘した。そして，そのような人々も平等で積極的，能動的に参加する主体性をもった存在であることを尊重し来談者〔クライエント（client）〕という用語を用いた。そのため，彼が考案したこの心理療法は来談者中心療法やクライエントセンタード・アプローチとよばれることが多いが，医療モデルではなく成長モデルに基づいているのが特徴である。なお，晩年のロジャースは，来談者という用語をパーソン（person）に変え，人と人との出会いが心の葛藤や問題を解決することを重視して，パーソンセンタード・アプローチとよぶようになった。いずれのよび方も現在幅広く定着しているが，これらのアプローチの根幹にはクライエント自身が出会いを通して自ら経験していることへの気付きを深め，有意義な生き方を自らの力で発展させていくことを重視する人間性心理学の理念が反映されている。

　一方，ロジャースは個人へのアプローチだけではなく，グループのなかでの人と人との出会いにおけるポジティブな力に注目し，セラピストの訓練として行っていた**ベーシック・エンカウンター・グループ（非構成的エンカウンターグループ）**を，人間関係能力の開発や人間的成長を目的としたグループアプローチとして一般へ適用した。このアプローチは，10名程度の宿泊形式で数日行われることが多く，ファシリテーター数名以外は，何を行うかについてあまり構造化されていない。落ち着いた空間で参加者個々人の主体性を尊重した自由な会話が行われ，そこでの出会いと体験を通して自己への気付きや人間的成長を高める人間性心理学における集団療法といえる。

　人間はさまざまな動機を有しているが，彼はその最も基礎となるものとして**自己実現傾向**の力を想定し，人間はもともと何が自分を不安にさせているのかに気付き，より積極的な生き方を模索し，可能性を実現していく力があると考えている。従って，クライエント中心療法はクライエントが潜在的に有している自己実現傾

用語解説　ファシリテーター　グループにおいて，メンバーそれぞれに共感的にかかわりながら意見をまとめたり，気持ちを無理なく表現できるよう促す役割の人物のこと。

図1　クライエント中心療法の治療関係のイメージ

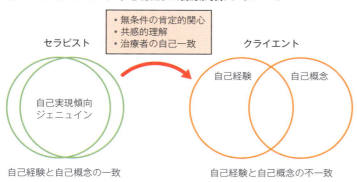

向を十分機能させることを目指し、クライエントが自分自身をありのまま（ジェニュイン）に表現できるよう、セラピストが温かく受容的な態度をとることを重視している。そのため、セラピストが助言をしたり、教育したり、指導したりすることはせず、クライエントが自らの内的体験を理解し、本来有している自己実現傾向の力によって自らが問題を乗り越えようと動き始めるのを信じて待つようなかかわり方が求められる。

また、ロジャースは彼が重視した自己実現の力を理論的に展開していくなかで、自己（self）という概念を用いて独自の人格理論を展開している。彼は重要な他者との相互作用を通して組織化される私という自己概念と、自己経験との間にずれが大きくなると、その経験は自己概念から排除され、現実自己と理想自己の不一致状態に陥り、そこに葛藤が生まれると考えている。そのため、彼の理論に基づけば自己実現傾向が活性化され、自己経験と自己概念がより一致した状態（現実自己と理想自己が一致した状態）に近付くことが自己実現の達成とみなされる。つまり、その達成を実現させる力はクライエント自身が有する自己実現傾向であり、それらを活性化させるのはセラピストの面接態度にあると考え（図1）、次に解説する3つの原則を基本としている[1]。

面接者に求められる基本的態度

ロジャースが面接者に求められる基本的態度の必要十分条件として挙げた第一の原則は、**無条件の肯定的関心**である。人が自己の経験を否定せず自分のなかで一致した状態になるためには、面接者はクライエントがどのような話をしたとしてもそれを常に肯定的に関心をもって聴くことが必要となる。ここでいう無条件とは、クライエントが語るさまざまな感情や行動のなかで特定のものだけに関心を寄せて肯定するのではなく、仮にそれがネガティブな内容であったり、周囲や面接者が期待するようなものでなかったとしても、そのことに対して肯定的に関心をもつことを意味している。つまり、この原則はクライエントを価値のある1人の人間として尊重し、

> **臨床に役立つアドバイス**
>
> **話を伺うということ**
>
> 臨床で強く感じるのは、話し手である治療者がいかに対象者の話に興味関心をもって聞くことができるかということである。対象者の話に興味関心をもって聞くと、自ずと話の内容に対して尋ねたいこと、伝えたいことが生まれてくる。それを対象者に返すことが対象者にとって「この治療者は自分を理解しようとしている」と治療者に対する信頼感を生み出していくことにつながる。

人間としての平等な関係のなかで自分の価値観をクライエントに押し付けずに受け入れ，かかわり続けることだといえる。

第二の原則は**共感的な理解（empathic understanding）**である。共感（empathy）という言葉は援助職にとって馴染みのある用語だが，ロジャースが示す共感的理解とは，クライエントの内的な主観的世界に入り込み，想像力を使ってあたかも自分がその人であるかのように体験をすること，つまりas if 体験をすることを意味している。共感と類似した表現で同情（sympathy）という用語があるが，語源的には相手の話を聞いて自分の心の中にある類似した経験が反響し（sym），自分自身の心が揺れ動いて巻き込まれてしまうことを指している。従って，相手の体験のなかに入り込む（em）ことで他者の内的体験を理解しようとする共感的理解とはその意味が本質的に異なる。例えば，ある病気や不登校で悩んでいるクライエントがおり，面接者もそれに類似の経験が過去にあったとする。その際にクライエントの話を聞きながら面接者自身の経験とクライエントの経験を勝手に重ねてしまい，相手のことがわかったような気になることは，本当の意味での共感的理解とはいえない。クライエントが体験しているであろう主観的な心の世界に入り，クライエントの体験を味わおうと努力し，そこで生じるさまざまな強い感情に流されずに，専門家としての視点を維持することが求められる。

第三の原則は**自己一致**である。ロジャースの人格理論では，理想自己と現実自己あるいは自己概念と自己経験の一致が自己実現の達成であることはすでに述べたが，この考え方は面接者自身の姿勢にも当てはまる。面接者自身が自己一致をある程度できていなければ，クライエントの自己実現傾向を促進させることは不可能である。面接の場で面接者が感じた自己経験と自己概念が一致していれば，そこで発せられる面接者の言葉は真実味をもち，純粋な経験に裏打ちされたものとしてクライエントに伝わる。来談者中心療法において治療者が見せる正直な人間的態度のことを純粋さ（genuine）というが，面接者が治療関係で経験している感情に対して防衛的になったり，隠したり，見せかけの態度で表面的に対処したりせず，ときにそれをオープンにクライエントに自己開示することの意義も自己一致という治療者の態度に包含されている。面接者が自らの経験に対して常に開かれていなければならない。

2　精神分析療法

- 精神分析療法は，その基礎理論として局所論，構造論，エネルギー経済論，発達論を基礎とし，心の問題をリビドーの発達における固着と退行としてとらえている。
- 精神分析療法では，外的設定と同時に治療者にさまざまな内的設定を維持することが求められる。
- 精神分析療法では，転移を理解することが最も重要であり，同時に逆転移に注意することが治療の進展として必要不可欠となる。
- 精神分析療法の基本技法は，明確化，直面化，解釈，ワーキングスルーであり，解釈を行うことが最も重要だと考えられている。

精神分析療法の基礎理論

　精神分析療法は，Freud（フロイト）が神経症を治療するための技法として1900年前後に考案した心理療法技法である。フロイトは人間の心を無意識，前意識，意識の3層構造からなる局所論，性衝動のエネルギーであるリビドーを重視したエネルギー経済論，そしてそのエネルギーに対してイドや自我，超自我という3つの心的装置で機能することを説明した構造論やリビドーの精神性発達段階を説明した発達論などで説明している。フロイトは，生まれたときから本人がもっているリビドー充足が幼児期には口や肛門，性器での活動を中心に組織化されると考えており，それぞれの段階を「口唇期（0～1歳半ごろ）」，「肛門期（1歳半～3歳ごろ）」，「男根期（3～4歳ごろ）」と命名した。口唇期では吸うことや噛むこと，肛門期ではトイレット・トレーニングを通して排泄物を保持したり排出したりすることで親をコントロールし，リビドー充足が行われる。そして徐々に男女ともに性別を意識するようになり，性器に対する関心が高まるようになる。その後，子どもは父親と母親との3者関係で願望をどう充足し諦めるのか悩むエディプス・コンプレックスを経験する「エディプス期（4～6歳ごろ）」に進む。その後，小学校に入学すると集団生活や学業，社会規範として必要な知識や技術の習得に関心が移るため，リビドーに関するテーマは抑圧され，潜伏することになり，この時期を「潜伏期（6～12歳ごろ）」という。そして，第二次性徴が発現する思春期に入ると，潜伏していた性的な欲動が再び顕在化してきて，リビドーの充足が身体から異性対象に移行し始め，リビドーの力によって精神的には不安定な「性器期」に突入することになる。これらの各精神性段階の途中で，リビドー充足様式に過大なエネルギーが注がれ，本能衝動や自我発達がその段階で部分的に停止し，痕跡が残ることを**固着**という。その段階に特有の本能衝動のあり方や満足の仕方，防衛機制がその後も存続していると，成人してから何らかの対人関係的出来事や欲求不満（挫折）が生じた際に固着している発達段階の欲求充足の段階へと逆戻りすると考え，それを**退行**という。

　フロイトが精神分析理論を構築してからすでに100年以上経過しているが，フロイト以降さ

作業活動の治療的活用

　治療場面での作業活動は，その治療構造が守られてはじめて対象者に安全で支持的な枠組みを提供する。そのなかで，対象者は自由に自己の内面を表出したり，他者の支援を受けたりすることができる。この過程をとおして，対象者は抑圧された感情や発達段階で充足されなかった欲求というテーマに向き合うことができるのである。

まざまな理論が発展し，新しい理論も提起されるようになってきている。現代精神分析ではフロイトが考えた欲動心理学を起源としつつ，自我発達や防衛と適応を強調する自我心理学，早期乳幼児期の母子関係における対象関係の重要性を注目している対象関係論，母子関係における自己感や自己愛の発達と共感的かかわりを重視する自己心理学，心の発達における社会文化的な影響や治療関係での相互交流を強調する対人関係論などが主軸となっている。また，脳科学研究や最先端の科学技術を用いた母子相互交流の実験研究のエビデンスも徐々に増えつつあり，もともと神経症の治療として考案された精神分析の治療対象は神経症圏にとどまらず，さまざまなパーソナリティ障害や精神疾患も含めた広い対象に適用されるようになっている。

治療構造と設定

　精神分析療法について解説する前に，精神分析と精神分析的心理療法とよばれるアプローチの違いについて理解する必要がある。フロイトが考案した精神分析は，週に3回以上の頻度でカウチを使用して自由連想を行い，精神分析家として認定されている治療者が行うものとされている。**自由連想法**は，患者が頭に浮かんだ事柄を，恥ずかしいあるいは社会的に望ましくない内容であってもそのまま言葉にしていくことである。カウチは寝椅子のことであるが，カウチを使用した設定で横になって自由連想する際には治療者の顔が見えない状態で話をすることになり，自由に思ったことを話しやすくすることを意図したものだといえる。一方，精神分析的心理療法とは，週に1～2回の頻度でカウチ使用もしくは対面法で行う自由連想的な面接のことである。対面法の場合は席を90°や120°にずらすことが多く，真正面で相手の表情を気にしなくてもよいように工夫されているものの，相手が見えるという点で自由連想はカウチ使用よりもやや難しい。日本における精神分析療法は，隔週や月に1回程度で行われることが多いため，精神分析ではなく精神分析的心理療法とよぶのが適切である。以下，本項目ではこれらの両方を精神分析療法とよぶ。

　精神分析療法ではその治療を行うに当たり，治療の頻度や時間，形態（カウチ使用か対面法か），キャンセル料金の設定などの**外的設定**を治療契約時に話し合い，明確にしておく。また，治療者自身の**内的設定**を維持することも重要とされている。内的設定は，患者の話を聞きながら治療者が自分の欲求を満たそうとすることを禁じる「禁欲規則」や，自由に連想しやすいようにできるだけ治療者自身の個人的な情報は開示せず，相手の自由連想を邪魔しないようにする「匿名性」や「分析家の受け身性」，どのようなことが語られたとしてもその登場人物の誰かだけに過剰に同一化して共感しすぎたりせず，感情に巻き込まれずに無意識の受容器としてかかわる「中立性」や「平等に漂う注意」などを指す。無意識を扱う精神分析療法は一般的な心理療法とは異なり，治療者は患者の無意識に注目した特別な内的設定と外的設定の両面を維持しながら，患者の話を長期間聞いていくことが求められる。

精神分析療法のプロセス

　精神分析療法にはいくつかの学派があり，そのかかわり方にも多少の違いがあるが，共通するのは無意識を重視することと幼少期の過去経験の影響を重視していることである。従って，治療過程では患者が意識できていないことに気付いていく，つまり洞察を得るようにかかわっていくことになるが，治療期間は数年単位となることが多く，患者にとって見たくない部分や過去に固着している部分に気付き，それを受け入れていく作業となる。そのため，この作業は

ときとして痛みや苦痛を伴うことは避けられず，治療者と患者が最初の数回の面接で作業同盟をしっかり築くことが最も重要である。

　精神分析療法では，その特徴から治療の開始時に詳しい生育歴や過去の親子関係のエピソードなどを尋ねていく必要があり，主訴に関係する現在の家族や職場，友人関係における対人関係のエピソードやパターンなどについても丁寧に聞き取りを行うことになる。治療の初期には，主訴に関係する患者の抱えている問題を整理や明確化を行いながら焦点化し，困難の背景にある過去経験のテーマをクリアにしていく作業が続く。治療関係では徐々に精神分析治療の核となる**転移**が形成される。これは精神分析療法で最も重要になるものであり，フロイトは印刷原板という表現を使いながら，「幼少期からのリビドー的あるいは性的欲望が，分析家の上に直接転移する」と説明している。またMenninger[2]は「転移とは患者が精神分析療法によって退行した際に，無意識に治療者に負わせるさまざまな非現実的な役割または同一性，および幼児期体験に由来するこの表象への患者の反応」と定義している。このように治療関係の深まりに伴い，幼少期における親子関係のなかで固着していた無意識的な願望や欲求，感情などが，現在の治療者に対して無意識的に投げかけられるような転移が必ず起こる。例えば，母親に甘えるということを体験させてもらえず，そのテーマに固着している患者は，治療が始まると治療者に対して徐々に甘えを強く求めるようになり，同時にそれが満たされないと強烈な怒りを向け始めたりするような現象のことである。

　精神分析療法は転移が生じてきたときにその意味について患者とともに探索していくことが重要であるとされている。転移には**陽性転移**と**陰性転移**があり，陽性転移は治療者に好意や親しみ，甘え，依存，信頼，尊敬，性愛感情などを向けることであり，陰性転移は敵意，嫌悪感，腹立ち，不信，軽蔑，恐怖などを感じることである。治療の初期には前者が生じることが多いが，精神分析療法では最終的に陰性転移が生じるのは必然である。

　このように，治療者は患者から転移を向けられると，患者の過去の対象の役割を引き受けさせられることになり，精神的にさまざまな負荷をかけられることになる。その役割を引き受けながら，患者の無意識的意味について患者と探索していくことが重要となるが，その際に治療者自身が特定の感情に巻き込まれて反応してしまうことを**逆転移**という。逆転移では嫌悪感，不安，抑うつ感，無力感，焦りといったものや共感不全，特定の話題のみへの関心の囚われ，眠気，身構える，セッションへの遅刻や度忘れ，過剰に援助したくなる気持ちや恋愛的，性愛的感情をもつことなどがみられる。逆転移は治療者自身の生育歴由来による未解決の葛藤や欲動であり，患者の転移に反応してこれらが賦活されることは治療の妨げとなる。そのため，治療者は逆転移が生じないよう，無意識にある未解決のテーマを分析し，**教育分析**や**個人分析**を数年以上かけて受ける必要がある。近年では，治療者の逆転移を完璧に避けることは難しく，逆転移が生じることは避けられないという考えが主流となりつつある。逆転移にいち早く気付き，モニターしながらかかわることが治療的に重要

🔗 専門分野へのリンク

治療における感情のコントロール

　精神分析療法は対象者の抑圧・解離された感情を取り扱う。また，治療のプロセスでは転移，逆転移が生じるのが一般的である。これらは治療者の感情面に負荷をかけることになる。治療者自身の感情のコントロールは，精神分析療法を行ううえで重要である。

用語解説　個人分析　精神分析や精神分析的心理療法を治療者自身が長期間受けること。

だという認識が定着し始めている。

治療の進展に伴って色々な転移が生じるが,そのパターンは患者の幼少期に拘っていたパターンの再演であるため,患者があまり感じないようにしていた欲動が治療関係のなかで強く賦活されることになる。願望や欲動が満たされることを期待する一方で,それが満たされないことに失望したり,腹を立てたりすることも生じるが,精神分析療法ではそれらも扱っていかなければならない。過去の反復に目を向けることは患者にとって苦しい作業であり,無意識を意識化することに対する**抵抗**が生じる。抵抗は協力しながら自己探索していく過程を妨げる働きであるが,内的な変化を患者が回避する試みでもある。抵抗が面接室外の問題として行動に現れることを**行動化(acting out)**という。例えば,治療者の都合で面接を休みにした際に,治療者が不在であったことに対する辛さや依存が満たされないことへの怒りの欲動を意識することができず,衝動的に多量服薬をしてみたり性的逸脱行為をしたりするといったものがこれに該当する。また,治療場面である面接室内で類似の抵抗が起こることを**行動化(acting in)**とよぶ。行動化の例として,セッション中に長い沈黙が続くことや,不必要に治療者に贈り物をもってきたりすることなどが挙げられる。いずれも,その背景にある欲動が言葉として語られないままで衝動的な行動に現れる現象であり,治療ではその行動の無意識的意味を扱っていく必要がある。

基本技法

精神分析療法の基本技法には,主に明確化,直面化,解釈,ワーキングスルーがある[3]。

明確化とは,曖昧にしていたり,拡散していたり,切れ切れとなっている患者の問題に明確さをもたらす手段のことである。患者が話していることを整理することで情報の主要点を要約していく。抱えている問題がどのような対象との関係で生じているのか,どのような状況で生じているのか,問題の中心はどのようなものであるのかなどを本人が意識できていない点と意識できている問題を結び付けて整理していく技法である。

直面化とは,患者の注意を患者が何か避けているものに引き付けようとする試みの技法である。「○○さんのことは大嫌いだと言いながら,あなたはいつも○○さんの近くにいるようですね」や「このことを話すときに,あなたは毎回,大したことのない笑い話だと笑いながら話しますね」といった例が挙げられる。

解釈は,精神分析技法のなかで最も重要な技法である。これは,無意識の意味を発見し,意識してもらうための分析者からの発言のことであり,その目的は患者の無意識的言動に対する無意識的な意味を明らかにし,自己理解を深めさせることである。解釈には内容解釈,抵抗解釈,防衛解釈などさまざまな種類があるが,特に重要なのは転移解釈である。転移に関する解釈はthere and then解釈,here and now解釈,転移外解釈に分類される。これらの違いを**図2**に示した。**図2a**は葛藤の三角形であり,精神分析療法では無意識の意識化によって洞察を行うことを目的の1つとして治療が進められるため,意識していない自分の願望や欲動(X)への気付きが必要となる。内容解釈はXを直接解釈することである。例えば,患者が報告した夢についてそこに現れている意味を理解し伝える際に「実はある欲動(X)を感じているのではないか」と伝えることが該当する。また,Xを知ることに抵抗が生じていることやそれを感じる不安から防衛せずにはいられないことを伝えるのが抵抗解釈や防衛解釈である。**図2b**の転移の三角形では,親との過去の関係がP,最近の職場や家族,プライベートでの特定の関係がOとなり,現在の

図2 Malanによる葛藤の三角形と転移の三角形

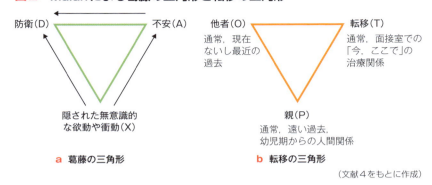

a 葛藤の三角形　　b 転移の三角形

（文献4をもとに作成）

治療関係がTとなる。例えば，男性上司と関係がうまくいかず腹を立てている話をしているとき（O）に，その関係は小さいころ，父親に対して怒っていたことと同じではないかと伝えるのがthere and then解釈である。また，同様のOの話をしているときに「話しているのは上司に腹を立てているということですが，治療者である私に対しても実は今腹を立てていることはないですか？」と伝えるのがhere and now解釈である。治療者に対して強い不満があると語っているとき（T）に「このパターンはあなたのお父さんに対して幼稚園のときに腹を立てていたことと似ていますね」と解釈するのがthere and then解釈である。最も重要な解釈はhere and now解釈とされているが，過去のPで生じていた関係と同じことが上司との間で起きているようだとOでの関係に気付きをもたせる転移外解釈も洞察のプロセスとしては必要である。治療では，この三角形を循環するように自分の中核葛藤となっている関係テーマへの洞察を深めていく。

ワーキング・スルーは，治療者と患者が協働作業を通して，ときに辛いこともある無意識の探索を継続していくプロセスのことである。

臨床に役立つアドバイス

作業活動を通した直面化

治療の手段として作業活動を用いたとき，対象者と治療者の目の前には実際に作り出された作品（結果）がある。そして，作業活動にまつわる対象者の具体的な行動やさまざまな思い（感情）について治療者と共有して取り上げることが可能である。これらは，対象者が客観的に自己を振り返ることの支援につながる。

3　遊戯療法

- 子どもの心理療法は親子並行面接（母子平行面接）という形態で行われ，親の参加も必要不可欠である。
- 遊戯療法には細かく分類すれば主に3つの立場があるが，Axline（アクスライン）の8原則はいずれのアプローチにおいても重要な原則と考えられている。

子どもの心理療法の特徴

　遊戯療法は遊びを通して行う子どもへの心理療法のことであり，一般的にプレイセラピーとよばれている。子どもはまだ発展途上にあり可塑性も高い一方で，言葉で気持ちを表現したり，やり取りができないことが多く，遊びを媒介させて非言語的表現を読み取りながらセラピーを行っていく。この点が大人の言語的なセラピーとの大きな違いである。遊戯療法の適用年齢は厳密に決まっているわけではないが，幼児～小学校高学年ぐらいまでが一般的と考えられる。ただし，知的障害や発達の遅れなどにより精神年齢が幼い場合には中学生ごろまで行うこともある。その適用はチックや緘黙，夜尿症，強迫行動，恐怖症といった神経症的な問題が顕在化しているものにとどまらず，親の養育態度や不安定な養育環境や学校などの教育環境などのストレス環境によって生じる分離不安や依存にまつわる情緒的問題あるいは腹痛やめまい，吐き気などの身体症状の問題，登園渋り，抜毛，不登校，攻撃的言動といった行動面の問題に至るまで，さまざまな子どもの心理的不適応に対応することが可能である。また，近年では自閉スペクトラム症（ASD）や注意欠如・多動症（ADHD）といった発達障害の子どもの自己評価の低下に伴う二次障害の軽減や基本的信頼感がまだ獲得されておらず，気持ちの言語化や表出の乏しい子どもの対人コミュニケーションの問題にも遊戯療法は活用されている。

　子どもの心理療法は大人の心理療法と異なり，開始，継続，終結に関しては保護者の同意が必要不可欠である。通常は，子どもへのセラピーと並行して親に対するガイダンスやセラピーが行われ，その形態を**親子並行面接（母子平行面接）**とよんでいる。言語的な表現が難しい子どものセラピーは，面接室では非言語的な内的表現を読み取りながらかかわっていく。可塑性の高い子どもの自宅での保護者によるかかわりの影響は大きいため，母親自身のこれまでのかかわり方の振り返りやその変容を促していくことも重要である。親子並行面接では，子どもの遊戯療法を担当するセラピストと母親の面接を担当するセラピストに分かれ，セラピストどうしで情報共有しながらセラピーを進めていく。子どもの心理的不適応に困っていても，母親自らがセラピーを受けるということに抵抗を示す場合も多い。はじめに母親の動機付けを高めることができるかどうかが遊戯療法の効果を高めるうえで重要となる。

　子どもに対する心理療法の主流は遊戯療法であるが，これとは性質が異なる療育とよばれる子どもへのアプローチもある。このアプローチは，主に子どもの対人関係や行動面での問題のみを意図したプログラムであり，ソーシャルスキルトレーニング（SST）やペアレント・トレーニング，子どもに対する認知行動療法などが挙げられる。遊戯療法は子どもの心理的不適応を改善するために遊びを通して自己表現を高めて心理的成長を促進するものであるが，療育はより具体的な生活場面での行動修正や改善を目的としている。

＊ASD：autism spectrum disorder　＊ADHD：attention-deficit hyperactivity disorder
＊SST：social skills training

本項目では遊戯療法のみについて解説する。

遊ぶことの治療的意義

　遊戯療法は遊びによる心理療法である。遊びは，内的な葛藤を自由に想像的に表現することを通して，欲求や能力の限界，社会からの要請といった子どもが直面するさまざまな課題を試行錯誤しながら習得し，体験を統合していく治療的性質を有している。また，遊びによって子どもの抱えている困難の水準を把握できるという長所もある。例えば，象徴表現以前の遊びなのか，象徴的な遊びなのかによって，心の発達段階のアセスメントにも活用することが可能である。遊戯療法が行われる空間は，自己表現を促す道具として画用紙やクレヨン，粘土やレゴブロック，箱庭やシルバニアファミリーなどが置かれている。また，感情の発散を促す道具にはサンドバッグやストラックアウト，チャンバラやトランポリン，楽器などがある。そのほか，セラピストとの身体的交流を媒介するボールやグローブ，バットやバトミントンのラケットなどの道具や，ルールが設定されているようなトランプ，オセロ，将棋，人生ゲームなどもある。セラピーの時間は大人と同様に45分か50分であるが，子どもの場合は時間になってももっと遊びたいと退室渋りがみられることもある。心の中を自由に表現することが許されるセラピー空間と現実生活をきちんと区別するためも，時間どおりにセラピーを終えることが求められる。同様に，自宅にあるおもちゃや道具をセラピー空間に持ち込んだり，セラピー空間で遊んだおもちゃを面接室の外に持ち出すことは原則的に禁止とする。なお，通常の遊びでは片付けなければならないが，遊戯療法では遊んだ後の片付けは行わず，セラピー終了後にセラピストが片付ける。セラピー空間は，自由に内的なものを表現することが許されている心理的空間であり，その空間的な意味を後片

付けによって現実的な通常の遊びと同じものにしないためである。おもちゃを壊してしまいそうな遊びについては，子どもの内的空間が破壊されてしまう意味合いをもつため，セラピストにはおもちゃが壊れないように制限をかけて空間を守ることが求められる。

3つの立場とアクスラインの8原則

　遊戯療法は子どもに対する遊びを用いた心理療法全般を指すが，そのアプローチには3つの立場がある。精神分析的なアプローチを子どもに適用するAnna Freud の立場とKlein の立場，ロジャースの来談者中心療法の考えを適用しているアクスライン[5]の立場の3つである。

　アンナ・フロイトのアプローチでは，精神内界で子どもが抱いている無意識の不安や葛藤を遊びの表現から理解し，子どもの抱えている不安や葛藤の解釈を行い，それを軽減させるように働きかけていくが，大人の精神分析療法で行うような転移解釈についてはかなり慎重となる。また，このアプローチでは母親に対して，必要に応じて教育的な働きかけを行うことを重視している。

　クラインのアプローチでは，遊びを観察しながら精神内界で生じる無意識的な願望や不安について解釈を積極的に行っていくが，転移解釈も大人と同じように行う。遊びを通してセラピストに示す態度の背後には子どもの両親に対する無意識の空想があると考え，それが遊びのな

遊戯療法と治療構造

学習の要点

　遊戯療法を行ううえで，治療構造について理解を深めることが有効である。治療構造には，時間や空間，道具，材料などの物理的な要素，対象児・者と治療者の組み合わせなどの人的な要素という外的な構造と，遊びのルール，場面の構成，治療者の役割といった内的な構造がある。これらを組み合わせ，治療の場を作り上げていく。

かで転移として生じているととらえる。また，このアプローチでは基本的に子どもであっても1人の大人と同じ心の機能が備わっているととらえるため，親に対する教育的かかわりは一切行わず，親自身のセラピーを独立して行う。

以上のような精神分析的な視点に立った遊戯療法では，子どもの変化を促進する要因として治療者が子どもの欲求を受け止める器あるいは抱える環境として機能することを重視している。また，治療者は母親や父親とは異なった修正的な対人体験を提供する存在として，そして子どもが体験を統合していくための背景的存在としてそこに居続けるということにも価値をおいている。また，子どもの自我を強化し，自尊感情を高める存在として治療者が機能すると考えられている。治療者は，子どもが遊びを通して表現する象徴や振る舞いについて，その意味を読み取ることに努め，子どもが意識できてない不安や葛藤を言葉で伝えながらかかわり，治療空間という現実とファンタジーの中間領域のなかで，子どもの心理的成長を促進させていかなければならない。

一方，現在わが国で行われている遊戯療法は，来談者中心療法に基づいたアクスラインの立場で行われていることが多い。アクスラインが挙げた8つの原則[5]は，あらゆる遊戯療法の基本原則としてよく知られている（図3）。まず，最初にセラピストは子どもとのラポール形成を行い，どのような自己表現をしても大丈夫だという信頼関係を構築する必要がある。その際はあるがままの受容が重要であり，子どもがどのような遊びをしたとしてもプレイルームでの子どものありようをそのまま受け入れることが求められる。さらに許容的雰囲気で遊びの内容や種類，遊び方に一切制限を与えずにかかわることが重要となる。また，セラピストは子どもが表現した非言語的な気持ちや感情を読み取り，言葉で伝えながら適切な情緒的反射をすることが求められる。どのように遊ぶのかについても非指示的態度で接する必要があり，子どもの意向にすべて従うことを原則としている。子どもは，徐々に遊びの主体は自分であるということを感じられるよ

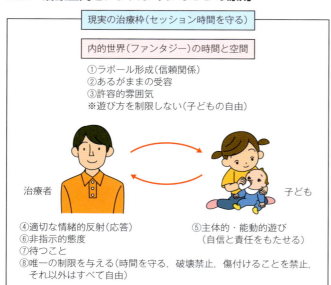

図3　治療空間とアクスラインの8つの原則

うになり，そこに自信と責任が伴ってくる。あるいは，子どもの変化はすぐに得られるわけではないが，セラピストは関係性と治療の文脈を考えながら，子どもの心の成長を焦らず見守りながら待つ姿勢も必要である。

最後の原則は，唯一の制限に関するものであるが，内的空間となるセラピールームと現実の世界との区別をつけるために，セラピーの時間枠を守り，内的世界が危険で破壊的な空間にならないようおもちゃの破壊行動やセラピストを攻撃するような遊びに限り制限を加えなければならない。

4 認知療法

- 認知療法は，クライエントの問題を認知のパターンの偏りとして理解する。
- 認知療法では，クライエントのもつ偏った認知や固有のスキーマを調整することを目指す。

認知療法

認知療法とは，Beck（ベック）が考案した心理療法である。認知療法では，人は成長するにつれ固定的なスキーマが形成され，それに基づいた偏った思考方法や考えが自然に浮かぶ自動思考が起こり，そうした非適応的思考（認知の偏り）に焦点を当てて，認知を修正することにより症状が改善されると考える。認知療法は，**不適応的な思考や信念への介入**を通してクライエントの症状の安定やQOL（生活の質）が向上することを目的とした治療アプローチである。

認知療法の考え方自体は古くから存在した。例えば，古代ギリシャのストア派の哲学者であるEpiktētos（エピクテトス）は「泣くとか嘆くとかいうのは何か。思いである。不運とは何か。思いである。内輪揉めとか，不和とか，非難とか，糾弾とか，不敬とか，おしゃべりといったものは何か。これらはすべて思いであり，ほかのなにものでもない。意志に関わりのないことについて，善だとか悪だとか考える思いである。」という言葉を残している。つまり，古代ギリシャの時代からわれわれの感情や気分はわれわれの思考や考え，思いに左右されるということが知られていたのである。

ベックは，もともと精神分析の訓練を受けた精神科医としてうつ病の研究を行っていたが，うつ病患者と接しているうちにうつ病患者には決まった考え方がみられることを発見した。うつ病患者の多くは，自分，世界，未来の3つに対してネガティブな思考をもっていた。そこでベックはネガティブな思考過程に介入し，認知の偏り（または認知の歪み）を調整してみたところ，うつ病の症状が緩和されることを発見した。これが認知療法の始まりである。

臨床に役立つアドバイス

マインドフルネス認知療法

マインドフルネス認知療法とは，マインドフルネスストレス低減法と認知行動療法とを組み合わせたものである。マインドフルネス認知療法は通常，最大12人程度のグループで行われ，週1回2時間のセッションを計8回実施する。各セッションは瞑想の実践が全体の半分程度の時間を占め，残りの時間で瞑想の体験について他の参加者と共有し，心理教育が行われる。

*QOL：quality of life

> **補足**
> **スキーマ**
> スキーマ(信念)とは，考え(認知)の背景にあるわれわれの世界の見方のことである。幼少期の体験など今までの経験則に基づく学習歴のことを指す。自動思考は，スキーマによって生み出される。
> 例えば，幼少期に虐待を受けていた人は「世界は私にとって危険である」，「親密な他者は私に暴力を振るう」というスキーマをもつ。そうしたスキーマをもつ人は，対人場面の自動思考として「この人を怒らせるときっと暴力を振るわれる」，「人と親密になるのは危険だ」などの自動思考を有するようになる(図4)。

認知療法モデル

　ベックはうつ病患者に対する治療から，**認知療法モデル**(図5)を想定した。人はある状況下(環境，出来事，事実など)にあると特定の認知(自動思考)が意識に上ぼる。この認知に導かれて，感情や生理的な変化が生じる。例えば，今日は雨だったとする(状況)。そしてあなたは「ああ，今日は雨か。濡れちゃうし嫌だな。」(認知)と考える。雨は嫌だと考えると，身体がだるくなったり(生理的変化)，憂うつな気分になる(感情)。この認知に対して，別の認知を試してみる。例えば「雨だと水不足にならなくて済むし，雨の音をゆっくりと聞いていると安心するな。」と考えてみる(認知変容)。そうすると，体が少しリラックス(生理的変化)して，心地よい気分(感情)にならないだろうか。認知療法の考え方やモデルは，うつ病でなくてもわれわれの生活のさまざまなところで役立てることができる。こうして認知療法は，その応用の広さと利便性，薬物療法と同程度の治療効果を有するという研究結果の後押しもあり，世界的に普及することとなった。

> **補足**
> **自動思考**
> 状況や出来事に対して，自動的・反射的に自分の意思とは関係なく湧き出る思考やイメージのこと。実はわれわれはよく考えていることは少なく，反射的な思考である自動思考によって物事をとらえていることのほうが多い。

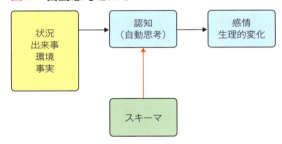

図4　自動思考とスキーマ

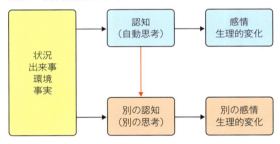

図5　認知療法モデル

5　行動療法

- 行動療法は，クライエントの問題を学習理論の立場から理解する。
- 行動療法では，クライエントに生じている不適応的な行動や反応を適応的な行動や反応に変容することや，適応的な行動や反応を獲得することを目指す。

行動療法

　行動療法とは，**学習理論を基礎とする行動変容技法の総称**である。行動療法も認知療法と同様に，精神分析に対する批判から生まれた心理療法であるが，行動療法は認知療法とは異なり1人の始祖による心理療法ではない。行動療法

という言葉を初めて使ったEysenck（アイゼンク）は，精神分析が仮定し治療対象とする「無意識の原因」や「心の深層」は架空の存在であり実証できないと批判した。また，アイゼンクは**実証的データに基づくアプローチ**を主張し，そのようなアプローチを行動療法としてまとめた。行動療法は，学習理論に基づいた技法によって，**維持されている症状や問題行動を改善すること**および**適切な行動を習得させること**の2つを治療目標とし，過去にどのような原因があるかという追求ではなく，現在ある症状や困りごとをどのように解消し，新しいスキルを獲得して適応していくかに注力した治療アプローチである。

行動療法の基礎を築いた2人

行動療法は**アイゼンク**と**Wolpe**（ウォルピ）という同時代に生きた2人によって基礎が作られた。アイゼンクはパーソナリティ，異常心理学，臨床心理学の実験的研究者であり，学習理論を臨床心理学に導入し，行動療法の理論的な基礎を作った。1960年代に出版された『行動療法と神経症』で行動療法をまとめ上げ，その存在を普及させた。ウォルピは軍医として戦争神経症患者の治療を行うなかで，学習理論が治療に役立つという考えに至り治療に取り入れ研究を行った。これにより，行動療法の代表的な技法である系統的脱感作法の基礎を築いた。

行動療法の特徴

行動療法の最大の特徴は，**客観的に測定可能な行動をターゲットとする**ことにある。行動療法では，患者の行動をターゲットにするため言語能力を必ずしも必要としない。そのため，乳幼児や言語が得意ではない患者を対象にでき，**系統脱感作法**や**エクスポージャー**，**オペラント条件づけ**などさまざまな技法を組み合わせて介入することも特徴的である。行動療法のなかには，

学習理論における**古典的条件づけ理論**に基づくものと**オペラント条件づけ理論**に基づくものがある。特にオペラント条件づけに基づくものは，**（応用）行動分析**とよばれることもある。

補足

系統的脱感作法

系統的脱感作法とは，不安や恐怖などを軽減するために使用される行動療法的技法である。系統的脱感作法は，古典的条件づけの理論に基づいている。系統的脱感作法では，リラクゼーションのトレーニングを行い，その後リラクゼーション法を行いながら不安を引き起こす刺激に向き合う。不安を引き起こす刺激に対してリラックス状態を作り出すことで不安な反応を打ち消すことを狙う技法である。

古典的条件づけ

古典的条件づけとは，学習の一形態である刺激とある刺激の対呈示によって刺激間に連合が起こり反応が変化することである。古典的条件づけは，ある刺激と別の刺激を一緒に提示する（この手続きを対呈示という）ことによって生じる学習のことである。例えば，ある男性に殴られたとする。あなたはそれ以来すべての男性を怖いと感じるようになってしまった。ここで，殴られることを刺激A，男性を刺激B，殴られたときの恐怖を反応Aとする（**図6**）。あなたは殴られる前は男性（刺激B）が怖くなかったはずである。もともとは殴られて（刺激A）恐怖を感じた（反応A）という刺激Aと反応Aの2つの関係だったものが，男性という属性（刺激B）に対しても同様に恐怖を感じるようになった（反応B）。こうした刺激Aと刺激Bの対呈示により，刺激Bに対しても刺激Aに接したときのような反応が生じる現象が古典的条件づけである。刺激Aのことを無条件刺激（US），刺激Bのことを条件刺激（CS），反応Aのことを無条件反応（UR），反応Bのことを条件反応（CR）という。

系統的脱感査法

系統的脱感査法は，対象者が不安や恐怖を主症状とする状態になることに対する治療法である。対象者はあらかじめリラクゼーションの訓練を行い，その後リラクゼーション法を用いながら，不安のイメージを徐々に弱いものから強いものへと変え，不安を乗り越えられるようにする。

図6 古典的条件づけ

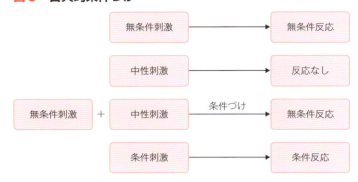

6 認知行動療法

- 認知行動療法とは，クライエントに生じている問題を認知，行動，気分・感情，身体反応の4側面からとらえ，さまざまな技法を用いて患者のセルフコントロールスキルを向上させる心理療法である。
- 認知行動療法は，もともとは別々に発展していた認知療法と行動療法がお互いを補う形で合流し，さまざまな精神疾患や身体疾患に対し有用性の高い治療方法としてエビデンスが蓄積されている。

認知行動療法

認知行動療法とは，構造化された実用的な心理療法で，認知療法的技法で考え方を変え，行動療法的技法で行動を変えることにより，クライエントの不適応（生活がうまくいかない状態）的な悪循環から抜け出すことを目的としている。

認知行動療法では，クライエントとセラピストの**協同関係**が重要視される。クライエントは受け身に心理療法を受けるのではなく，治療プロセスに積極的にかかわることが求められる。セラピストとクライエントの関係は対等で，お互いに合意と相談があってはじめて技法が実践される。認知行動療法はパーソナルトレーナーのようなものであり，セラピストはクライエントをガイドしながら認知と行動といった心の筋肉を鍛えるトレーニング方法をクライエントに教示する。

臨床に役立つアドバイス

なぜ認知行動療法は協同関係を重要視するのか？

お菓子を食べることを止められなかったことはないだろうか？ それに対して保護者からいちいち「やめなさい」，「体に悪い」という指示をされたとする。指示の内容はもっともだが，それに従う人はほとんどいないだろう。本人もお菓子を食べる量を減らしたい気持ちがあるのに権威的な指示はそのやる気を削いでしまう。そこで，認知行動療法では「何からできるか一緒に考えませんか？」と協同関係を提案する。協同的なセラピストはクライエントの失敗を責めずに，別のやり方がないか，どんな形ならできるかを一緒に試行錯誤してプランニングする。また，クライエントの小さな進歩（例：夕方のお菓子を1回我慢したこと）を認め，どうして成功できたのか整理も行う。こうしたアプローチはクライエントのやる気を削ぐこともなく，クライエントの自主性を育む。認知行動療法は協同関係を重要視することにより，セラピーが終わってもクライエントが自分自身で試行錯誤しながら自立できる能力を高めることができる。

専門分野へのリンク

簡易型認知行動療法

近年，書籍やコンピュータ，インターネットを活用して簡便に認知行動療法を提供できる簡易型認知行動療法プログラムが開発されている。これらは産業領域でのメンタルヘルスケア，地域でのメンタルヘルスケアに活用されている。

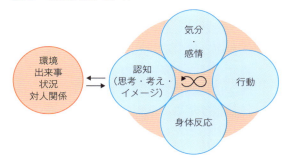

図7　認知行動モデル

認知行動モデル

坂野[6]によると認知行動療法とは「個人の行動と認知の問題に焦点を当て，そこに含まれる行動上の問題，認知の問題，感情や情緒の問題，身体の問題，そして動機づけの問題を合理的に解決するために計画され構造化された治療法であり，自己理解に基づく問題解決と，セルフコントロールに向けた教授学習のプロセスである」とされている。簡単にまとめると認知行動療法とは**認知**，**行動**，**気分・感情**，**身体反応**といった4側面の相互関係からクライエントの問題を考え，4側面を自分で調整する方法を学ぶ心理療法である（**図7**）。

認知とは思考や考え，イメージの総称である。**行動**とは，他人から見てもわかる動作のことである。**気分・感情**とは短く言い表せる自分の状態で喜怒哀楽などを指す。**身体反応**とは，心拍数や発汗，めまいなどの身体的状態である。日本では「心臓がどきどきする」，「頭がくらくらする」といったように身体反応はオノマトペで言い表されることが多い。

大学生Aさんを例に考えてみよう。Aさんは来週大学の試験がある（状況）。Aさんはテストのときのシーンとした教室と先生の顔を思い出し（認知），嫌な気持ちになった（気分・感情）。「テストができなかったら単位はもらえないだろうか」，「最近アルバイトが忙しくてあまり勉強ができていないな」と考えた（認知）。すると，Aさんの身体はだんだんとだるく重くなり（身体反応），不安が強くなった（気分・感情）。不安が強くなると，今度は心臓までどきどきしはじめ（身体反応），結局Aさんは勉強することなく体調を崩して布団に潜り込んだ（行動）。ここで，Aさんの認知，行動，気分・感情，身体反応はお互いに連鎖していることがわかるだろうか。Aさんの場合はある状況に対して認知→気分・感情→認知→身体反応→気分・感情→身体反応→行動という負の連鎖が生じていた。認知行動療法ではこの負の連鎖を断ち切るために，認知と行動に着目した介入を行う。

補足

認知

認知療法において，認知という言葉は幅広く使われる。例えば，ものの見方，とらえ方，イメージ，思考，判断，意思決定，推量，帰属，想像，記憶など，われわれの頭のなかに浮かぶさまざまなものを認知とよんでいる。

2章　臨床心理学

7　応用行動分析

POINT

● 行動とは，観察対象である生きている個体に生じる何らかの変容である。
● 行動とは，環境と個体の関係から生じる変容である。
● オペラント条件づけとは自発的な行動に対する条件づけである。
● 主に行動の変容や学習のプロセスを理解し，望ましい行動の促進や問題行動の減少を目指すために使用される。
● 行動分析学による成果を人間や動物などのさまざまな問題行動の解決に応用されるときには，応用行動分析（ABA）とよばれる。

行動の定義

　われわれは日常的に「心」という言葉を用いているが，心とは何か定義できるだろうか？　さまざまな哲学者が今までに多様な心についての理論を構築してきたが，心が何かはっきりとわからない人がほとんどではないだろうか。それでは，行動はどうだろうか？　あなたは立ったり歩くことができるだろうか？　もしくは誰かが歩いたり立ったことがわかるだろうか？　おそらくわからないと言う人は少ないだろう。行動分析では，「心」に対して「行動」は観察可能であり，測定可能である点に着目した。しかし，「行動」も明確に定義することは容易ではない。例えばあなたがサウナに入って汗をかいたとする。汗をかくことは行動だろうか？　本項目では，行動分析における行動の定義について解説する。

　坂上らは行動を「行動分析でいう行動とは，観察対象となっている生物個体（通常はヒトを含む動物）の変容である。同時に行動は，その主体が生命であるという特徴をも担っている。一方，個体はそれを取り巻く環境から，行動とよばれる，個体の全体的もしくは部分的な変容によって区別されている」と定義している[7]。坂上らの定義を噛み砕くと，**行動とはある生き物が環境の影響を受けて生じる何かしらの変化**ということである。行動分析における行動は，①対象が生き物であること，②環境との相互関係で生じるこ

との2点が重要視される。環境との相互作用については，次節のオペラント条件づけで解説する。

　一部の行動分析家では，行動の判定の補助として**死人テスト**という基準を採用することがある[8]。死人テストによる行動の定義とは死人にできることは行動ではないとする。例えば「寝ている」，「じっとしている」，「動かない」などは死人にもできる。一方で「布団に入る」，「椅子に座る」，「歩いているのを止める」といったことは死人にはできない。「〜しない」といったことや観察していて変化として確認できないことは，行動として定義されないのである（**図8**）。

オペラント条件づけ

　オペラント条件づけとは，行動分析の創始者である**スキナー**が発見した学習の手続きである。オペラントとは，スキナーの作った造語でoperate（操作する，動かす，機能する）という単語が基になっている。**オペラント行動**とは，簡単にいうと**過去の結果から学習される行動**のことである。「問題集をたくさん解いた（行動），褒められて嬉しかった（結果）」，「友達を叩いてしまい（行動），ひどく怒られ悲しくなった（結果）」などの例が挙げられる。このような行動と結果の対応を見ると，前者の場合，「褒められて嬉しい」という結果があると，また勉強（問題集を解く行動）を頑張るようになるだろう（強化）。後者

138　＊ABA：applied behavior analysis

の場合，「怒られて悲しい」という結果があると，友達を叩くことが減るだろう（罰）。行動（勉強する，叩く）に対して与えられた結果（褒められる，怒られる）が自分にとってよいものか，悪いものかで次の行動頻度が変化していくことがオペラント条件づけの基本的な考え方である。オペラント条件づけでは**環境**も重要となる。ここでの環境とは，行動に影響を与える状態や行動が起こるきっかけとなる刺激のことである。これを**先行事象**，**先行刺激**ともいう。

テストの1週間前や前日は，問題集を解く（行動）確率が上がる。これは，テスト前という先行事象・先行刺激が行動の生起に影響しているということである。また，友達と喧嘩したり先に友達に叩かれたという先行事象・先行刺激があると，叩くという行動が生起しやすくなる。このように，**行動は環境に誘発されて生起し，結果によって増えたり減ったりする**。環境と行動と結果の3つの関係を**三項随伴性**という（図9）。

専門分野へのリンク

行動観察と行動分析

行動分析の基本は行動観察にある。臨床の場面で，治療者は対象者を観察するとともに対象者を取り巻く環境を観察する。そして対象者を取り巻く環境の1つである治療者自身についても観察，自分自身が対象者に対してどのような影響を与えているかを意識する。治療者は自分自身の言動に対する対象者の反応を常に見極める。治療者のなかでは，観察と分析が同時進行している。

オペラント条件づけでは，オペラント行動を増加させる変化を**強化**，減少させる変化を**罰**という。また，先行刺激や先行条件が出現する場合は**正**，消失する場合は**負**とよび，**正・負と強化・罰の関係から行動の変化を表現する**。ここでは「泣いている赤ちゃん」という同一の行動から正の強化，負の強化，正の罰，負の罰をみていこう。こうした正・負と強化・罰の関係は一見難しいが，臨床介入するときに行動の視点をもつことは患者の問題行動の理解や支援に大いに役立つだろう。

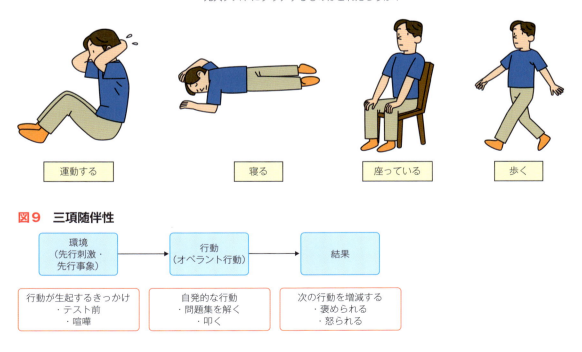

図8 死人テスト

図9 三項随伴性

■ 正の強化（図10）

　赤ちゃんが遊びたいときに，おもちゃがない状況（先行事象・先行刺激）で，大きな泣き声で「わーん！」と泣いた（行動）。すると大人がやってきて，赤ちゃんにおもちゃを与えた（正：刺激が増えた）。赤ちゃんはおもちゃがないときに泣くようになった（強化：行動が増えた）。

■ 負の強化（図11）

　赤ちゃんが怖い虫が出てきたとき（先行事象・先行刺激）に，大きな泣き声で「わーん！」と泣いた（行動）。すると大人がやってきて，怖い虫をどこかに取り除いてくれた（負：刺激がなくなった）。赤ちゃんは怖い虫が出たときに泣くようになった（強化：行動が増えた）。

■ 正の罰（図12）

　赤ちゃんが大人がいなくて寂しいとき（先行事象・先行刺激）に，大きな泣き声で「わーん！」と泣いた（行動）。すると大人がやってきて，赤ちゃんのことを怒った（正：刺激が増えた）。赤ちゃんはそれから大人がいなくて寂しいときも泣かなくなった（弱化：行動が減った）。

■ 負の罰（図13）

　赤ちゃんがおもちゃで遊んでいるとき（先行事象・先行刺激）に，大きな泣き声で「わーん！」と泣いた（行動）。すると大人がやってきて，おもちゃを没収された（負：刺激がなくなった）。赤ちゃんはそれからおもちゃで遊んでいるときは泣かなくなった（弱化：行動が減った）。

> **実践!! 臨床に役立つアドバイス**
>
> **わからないことを聞けるようになる**
>
> 　対象者のなかには，わからないことや困ったことを人に伝えることが難しい人もいる。臨床で，何かものを作るといった具体的な活動場面では，人はわからないことを尋ねやすくなるものである。対象者が活動中に治療者にわからないことを聞いたとき，聞けたことを褒め，その行動の強化を図っていく。
>
>

図10　正の強化

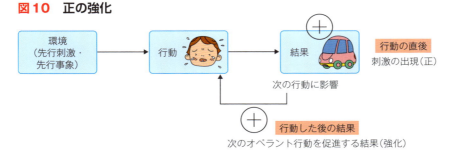

赤ちゃんが，おもちゃがない状況（先行事象）で泣くと（行動）おもちゃをもらえた（結果）。結果を受けて，次も同一状況に対し同じパターンが繰り返される（正の強化）。

図11　負の強化

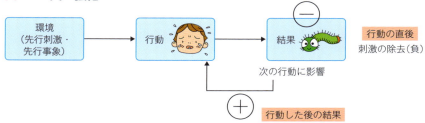

赤ちゃんが，虫がいた状況（先行事象）で泣くと（行動）大人が虫を退治してくれた（結果）。結果を受けて，次も同一状況に対し同じパターンが繰り返される（負の強化）。

図12　正の罰

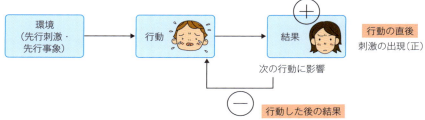

赤ちゃんが，寂しい状況（先行事象）で泣くと（行動）大人に怒られた（結果）。結果を受けて，次は同一状況に対し同じパターンは繰り返されず，泣かなくなる（正の罰）。

図13　負の罰

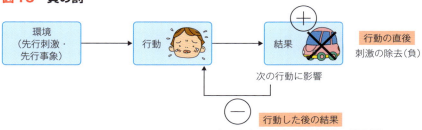

赤ちゃんが，おもちゃがある状況（先行事象）で泣くと（行動）おもちゃを没収された（結果）。結果を受けて，次は同一状況に対し同じパターンは繰り返されず，泣かなくなる（負の罰）。

臨床に役立つアドバイス

私にとっての罰はあなたにとっての強化かもしれない

オペラント条件づけや行動分析に関する資料で「褒めること」が強化であり，「叱ること」が罰だという記述を見かけるが一概にそうとはいえない。例えば「○○さんかわいいね」とAさんから容姿を褒められたとする。Bさんは普段からおしゃれに気を付けているので，Aさんの言葉をとても嬉しく思った。一方で，CさんはAさんの言葉に対してなんだか容姿で評価されるのは嫌だなぁと居心地が悪くなった。このように，Aさんの褒め言葉はBさんにとっては強化として，Cさんにとっては罰として機能している。臨床の現場でも同様のことが生じる。例えば，リハビリテーションを頑張っているお年寄りに対して「そんなお年なのに，こんなに頑張れるのはすごいですよ」と励ますつもりで声をかけたとする。お年寄りは「褒められて嬉しい」とリハビリテーションをますます頑張るようになるかもしれない。一方で「年寄りを馬鹿にするなんて失礼なやつだ！」と反抗の意を込めて，あなたと一緒にリハビリテーションを行うことを避けるようになるかもしれない。各個人によって何が強化になるか，罰になるかはそれぞれ違う。行動分析では，与えた刺激により行動頻度が増えればその人にとって強化として機能し，行動頻度が減ればその人にとって罰として機能するというように，あくまでも結果で判断する。臨床現場では，普段の患者を観察したり，交流したりして，その患者にとって強化になりそうなものと罰になりそうなものをアセスメントするとよい。

行動分析・応用行動分析

行動分析はスキナーの徹底的行動主義に基づく心理学の一体系であり，行動の変容や学習プロセスを理解し，望ましい行動の促進や問題行動の減少を目指すために用いられる。特に，人間や動物の援助に応用する場合は**応用行動分析（ABA）**とよばれる。

行動分析およびABAの基本的な考え方や介入は，オペラント条件づけの原理に基づく。ABAでは，対象のオペラント行動を変容させることによって，問題行動の減少や消失，新規の適応的行動の獲得，社会適応の促進を通して対象とその周囲がより暮らしやすい生活を送ることを援助していく。先に挙げた死人テストのように，ABAでは具体的で観察可能な行動の目標を設定する。また，目標は客観的かつ定量的であり，評価可能でなければならない。

ABAでは問題の構造もオペラントの立場から考える。「嫌なことがあると暴力をふるうAさん」の症例を考えてみよう。観察するとAさんの随伴性は，嫌なことがある（先行事象）・身近にいる人を叩く（行動）・みんながAさんを構ってくれて嫌な気持ちが取り除かれる（結果）という関係（負の強化）で維持されていることがわかった。ABAでは，先行事象，行動，結果それぞれの関係から介入を考える。先行事象に介入する場合，Aさんがどんなことが嫌なのかをアセスメントする。Aさんはお腹が空くと小さなことでも暴れるという場合は，Aさんにこまめに間食を与えるなど空腹感をコントロールする。行動と結果に介入する場合は，嫌なことがあったときに暴れる以外の行動〔「Aさんお腹空いた」などの言語行動（行動）〕が生じたときに，Aさんを褒めてお菓子を与える（正）。その結果，言語行動が増える（強化）。あるいは，正の強化やAさんが暴れたとき（行動）に，Aさんを別の部屋に移動させて無視する（負），その結果暴れることが減少する（弱化）という負の罰による介入が考えられる。

8 集団療法

- 集団療法とは，複数のクライエントが集まって行われる心理療法の総称である。
- 集団療法は一対一の心理療法とは異なり，セラピストとクライエント間だけではなく参加者どうしの相互影響による集団の状況と集団のプロセスに焦点が置かれる。
- 集団療法では，過去よりもその場の集団の「いま・ここ」で生じていることを重要視する。
- 代表的な集団療法として，エンカウンター・グループ，構造的エンカウンター，心理劇（サイコドラマ），セルフヘルプ・グループ（自助グループ）などがある。

集団療法

心理療法は一対一で行われる個別療法のイメージが強いが，複数のクライエントが集まって行う**集団療法**も存在する。集団療法は，内科医が結核患者への教育的なアプローチとして結核患者向け学級を設けたことがはじまりとされる。

集団療法は病院やリワークプログラム，療育の領域などさまざまな場所で行われる。個人療法よりも安価であり，1人のみでの不安が軽減されたり，同じ病気の患者どうしで助け合えるといった利点がある。集団療法は治療対象となる患者の精神的健康状態や，治療対象となる病気，治療に選択される心理療法の種類に応じてさまざまなタイプに分類できる。代表的なものとして，エンカウンター・グループならびに構造的エンカウンター，心理劇（サイコドラマ），ソーシャルスキルトレーニング（SST），セルフヘルプ・グループ（自助グループ），認知行動療法，心理教育，リワークプログラムなどが挙げられる。

集団療法は，3〜4人の小規模なものから，8〜12人などの中規模のもの，それ以上の大規模なものもある（**図14**）。通常は週1〜2回，1〜2時間程度行われる。集団療法は一対一の心理療法とは異なり，セラピストとクライエント間だけではなく参加者どうしの相互影響による集団の状況と集団のプロセスに焦点が置かれる。また，集団療法では過去よりもその場の集団の「いま・ここ」で生じていることが重要視される。

標準的な集団療法は，多くの場合グループ構成員が施設内の個室に集まり，個々の顔が見えるようにサークル状に椅子が配置される。集団療法ではグループを見守るセラピストが配置されるほか，ファシリテーター（促進者）という調整役が設定される場合がある。ファシリテーターは，参加者の様子を見守ることや，交流の促進，フィードバック，雰囲気形成などの役割を担い，参加者間の交流をサポートする。集団療法のセッションでは，メンバーの自己紹介が行われ，集団療法を受けることになった理由や悩みを共有したり，前回のセッション以降の変化や，現在の進展を報告する。集団療法には，セッションの内容と回数が決められているものもあれば，セッション内容や回数の決まりがなく参加者の

図14 集団療法のイメージ

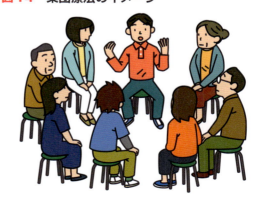

自由形式の対話スタイルが推奨されているものもある。

集団療法は，不安，強迫性障害，うつ病，精神障害（拒食，過食など），心的外傷後ストレス障害（PTSD），物質使用障害（アルコール，大麻，ドラッグ，薬物などの乱用や依存），統合失調症に対する効果が認められている[9]。また，精神疾患の範囲にとどまらず，てんかんや認知症などの神経疾患，がん患者に対しても実施され，さまざまな疾患によるストレス軽減への有効性が確認されている。

集団療法の専門家であるYalom（ヤーロム）は集団療法に参加した人への聞き取りから，集団療法の治療原則を以下のようにまとめている[10]。

- **利他主義**：グループのメンバーは自分の強みを共有し，グループ内の他の人を助けることができ，自尊心と自信を高めることが可能である。
- **カタルシス**：感情や経験をグループで共有すると，痛み，罪悪感，ストレスが軽減される。
- **主要な家族的グループ内の修正要約**：治療グループは，ある意味で家族関係に類似する。グループ内では，各メンバーが幼少期の経験がどのように性格や行動に影響を与えたかを探ることが可能である。また，実生活において破壊的となる行動や有益ではない行動を避ける方法を学ぶことができる。
- **社会化技術の開発**：グループの環境は，新しい行動を練習するのに最適な場所である。グループ内は安全でありサポートが充実しているため，グループのメンバーは失敗を恐れることなく挑戦を行うことができる。
- **実存的要因**：グループ内での活動はサポートと指導が提供されるが，グループセラピーではメンバーが自分自身の人生や行動，選択に対して責任をもっていることを認識するのに役立つ。

- **グループの団結力**：グループは共通の目標に向かって団結しているため，メンバーは帰属意識と受容感を獲得できる。
- **情報の伝達**：グループのメンバーは情報を共有することで互いに助け合うことができる。
- **模倣行動（モデリング）**：個人は，グループの他のメンバーの行動を模倣したり，セラピストの行動を観察して自分に取り入れることができる。
- **希望を与える**：グループには，さまざまな治療段階のメンバーが含まれている。対処している人や回復している人を見ることにより，治療を開始したばかりの人は希望を得ることができる。
- **対人学習**：他の人々と交流し，グループやセラピストからフィードバックを受けることで，グループのメンバーは自分自身についてより深く理解することができる。
- **普遍性**：同じ経験をもつ人々のグループの一員であることは，自分たちが経験していることは普遍的であり，自分は1人ではないことを理解するのに役立つ。

ヤーロムが挙げたように，集団療法には個人療法にはない利点が存在する。1つ目は，グループ構成員からのサポートや励まし，そして同一の問題を抱え問題に取り組んでいる他者の存在という安心感である。2つ目は，ロールモデルができる点である。同じ問題を抱えた他者がどのように問題に取り組み，改善や解決を導いて

専門分野へのリンク

集団療法でのスタッフの役割

集団療法では，参加者どうしの相互作用が治療的に作用する。集団療法に加わっているスタッフは，治療者として介入するというスタンスではなく，参加者どうしの交流が促進されるようにかかわっていく。参加者どうしにより治療的な交流を促すためには，事前にそれぞれの参加者の状況についての情報を得ておくことが有用である。

---

144 ＊PTSD：post traumatic stress disorder

いるかを模倣すること，またそうして成長した
グループ構成員は他の構成員を援助する役割を
担うことができ，成功と達成感を育むことがで
きる。3つ目は，社会的スキルに関する洞察が
深まることである。グループ活動によって，構
成員は他者とどのように接し，社会的状況では
どう振る舞うべきかを学ぶことができる。また，
セラピストが構成員の振る舞いに関してフィー
ドバックを提供することもある。4つ目に経済
的に安価であることが挙げられる。個人療法と
比較して，集団療法は手ごろな費用で受けるこ
とが可能である。セラピストは，一度に1人の
患者に対してではなく，複数の構成員に時間を
費やすことができるため費用対効果は高くなる。

集団療法の種類

　集団療法にはさまざまな種類があり，ここで
は代表的なものについて解説する。

■ エンカウンター・グループ

　1940年代に非指示的心理療法の創始者である
Rogers（ロジャーズ）が，カウンセラーの訓練から考案した集
団療法である。ロジャーズは，個人が成長し発
展するためには他者とのエンカウンター（出会い）
が必要であると考え，人間関係能力の開発と心
理的成長に焦点を当てるグループ体験を目的と
したエンカウンター・グループを考案した。10
名前後の参加者がファシリテーターとともに数
日間の合宿を行い，出会いを通して自己理解や
他者との関係を学ぶこと，自己受容を促進する
ことを目的とする。エンカウンター・グループ
では，構成員は自由な交流を行う。構成的グルー
プ・エンカウンターと比較して，ベーシック・
エンカウンター・グループともよばれる。

■ 構成的グループ・エンカウンター

　構成的グループ・エンカウンターとは，エン
カウンター・グループが構造化されたものである。
國分と片野によると，構成的グループ・エンカ
ウンターは「ふれあい（リレーション）」と「自己発
見」のための技法と定義される[11]。構成的グルー
プ・エンカウンターは，導入としてのインスト
ラクション，リーダーが実際にお手本を見せる
デモンストレーション，実際にエクササイズを
やってみるエクササイズの展開，必要に応じて
リーダーが観察・介入を行うインターベンション，
エクササイズで感じたことをメンバーが自己開
示し合うシェアリングの5技法からなるとされ
ている。セッション時間は5～40分で不定期で
行われ，教育領域で活発に利用されている。基
本的には心理的成長を目的としているが，教育
領域での不登校や対人恐怖の問題に応用される
場合もある。

■ 心理劇（サイコドラマ）

　心理劇（psychodrama）は心理療法や個人成長
の手法として用いられるアプローチで，演劇の
要素が組み込まれた集団心理療法であり，
Moreno（モレノ）によって考案された。心理劇は，訓練を
受けた心理劇監督のもとでクライエントが自発
的に劇化，ロールプレイ，自己表現を実践する。
演劇の枠組みと手法を用いて自己理解を深める
こと，他者理解を深めること，カタルシスを得
ることなどを目的として行われる。心理劇は，
監督，補助自我，演者，観客，舞台の5つを構
成要素として行われる。補助自我とは，演者の
内的状態の言語化や演技方法などを助ける補助
役のことである。モレノは人生における創造性
と自発性を重要視し，心理劇によりクライエン
トの創造性と自発性が引き出され，本人が癒さ
れると同時に社会性の発達も見込まれると考えた。

■ ソーシャルスキル・トレーニング（SST）

　ソーシャルスキル・トレーニング（SST）は社

会生活技能訓練を意味する。対人関係の障害や問題の原因をソーシャルスキル（社会的技能）の不足と解釈し，その技術を向上させることによって対人関係上の問題を改善しようとする治療技法である。SSTは，これまでにその効果が実証的に確かめられている諸技法を組み合わせて用いることが多い。典型的には，「モデリング」，「行動リハーサル」，「フィードバック」，「正の強化」などが重要な要素として含まれている[12]。SSTは認知行動療法の技法と位置付けられており，その背景は学習理論（古典的条件づけ，オペラント条件づけ）の理論が用いられている。精神疾患だけでなく，発達障害や児童施設，矯正施設などでも利用されている。

■ セルフヘルプ・グループ（自助グループ）

　セルフヘルプ・グループは，メンバーどうしが共通の課題や問題に直面し，お互いに支え合う集まりである。個人が自己効力感を高め，経験や情報を共有することで，共通の目標に向けて成長する場である。グループは相互サポート，共感，および機密性を重視する。参加者は自分の問題に対処するための自己責任を強調し，他者とのつながりを通じて精神的な安定を築く。セルフヘルプ・グループは，個人の変容と集団の結束を促進する手段であり，その存在は個人の心理的健康向上に寄与する。セルフヘルプ・グループは，当事者会，本人の会，ピアサポートグループなどとよばれることもある。セルフヘルプ・グループの代表例として，アルコール依存症の集まりであるアルコーリクス・アノニマスなどがある。

臨床に役立つアドバイス

体験の共有
　セルフヘルプ・グループでは，メンバーどうしが類似の体験をしていることが多い。お互いの体験を語ることを通して，悩みや苦労が共有・共感され，それが他者に受け入れられている感覚へとつながっていく。その体験が治療的な意味をもつのである。

9　家族療法

- 家族療法は家族を1つのシステムと考える。
- 家族療法は個人の問題をシステムの問題と考え，個人ではなくシステム全体に介入を行う。
- IPとは，家族の問題を代表して症状を呈している人物である。
- いずれの療法においても問題を個人のものとせず，システムによって問題が生じていると考える。

家族療法

　家族の誰かが不機嫌だったとき，居心地が悪く感じたり，家族の気持ちが伝染して自分も不機嫌になったことはないだろうか。**家族療法**とは，個人に生じている心理的問題を個人だけではなく家族全体の問題が個人に代表されていると考え，家族内の関係やコミュニケーションパターンに焦点を当て，問題の解決・改善を図る心理療法である。家族療法では，家族とは相互に影響を与え合う人間で構成される集団と定義する。

　家族療法では，家族を1つのシステムとしてとらえ，システムの一部に問題が生じると他の

部分もその影響を受けると考える。そのため家族療法では，個人の問題を個別に治療するのではなく，個人が所属するシステム全体に介入を行う。アメリカ心理学会（APA）の臨床心理学部門であるSociety of Clinical Psychologyは，有効性の確かめられた心理療法リストを公開している[13]。APAによると，家族療法は神経性過食症，神経性やせ症に有効であることや，家族の心理教育が統合失調症および家族療法の1つである家族中心療法が双極性障害に有効性があることが確認されている。

家族療法の基本的な考え方

家族療法は基本的にシステム理論から家族をとらえる家族システム論に基づく。家族療法では，患者の問題を家族システムの問題としてとらえ，患者を家族システム内の問題を代表している人物としてIP（患者として認識された人）とよぶ。家族システム論では，A（問題）がB（結果）を引き起こすという一方向的なつながりを**直線的因果律**（図15）という。また，A（問題）がB（結果）を引き起こし，結果であったBが問題となり，A（結果）を引き起こす多方向的な関係のことを**円環的因果律**という（図16）。例えば，父親が不機嫌で母親に八つ当たりした結果，母親が追い詰められ子どもに厳しくなり，母親に厳しくされた子どもは不登校になってしまい，父親がさらに不機嫌になる，といったケースを想定する。このような家庭では，子どもが不登校という形で家族システムの問題を代表して症状を呈しているが，問題は子どもにだけあるのではなく家族内で悪循環が生じた結果，子どもが不登校になってしまったと考えるのである。

家族システム論では，家族システム内外に生じた変化に対して安定を図る**形態維持**と変化を促進する**形態発生**を想定する。家族システムはこの2つを利用し，あるときは形態を維持，あるときは形態発生によりシステムを発展させる。例えば，Aさんの家では夫婦が共働きで家事も完全に分業しているとする。それに対してBさんの家では，母親は専業主婦で父親だけが働いているとする。Bさんの家で家事を完全に分業してしまうと，父親の負担が大きくなり家族システムは崩壊してしまう。そのため，「よそはよそ，うちはうち」という考え方で父母の分業を維持し家族の安定を図る（形態維持）。その後，Bさんが高校に進学したことを機に育児の負担が減った母親が働きに出ることになった。このようなライフサイクルの移行期（進学，引っ越し，結婚など）に以前と同じ形態維持では家族システムは崩壊してしまう。この時期に，父親の家事の量とBさんの家事の量を増やし，母親の家事

図15　直線的因果律

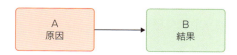

図16　円環的因果律

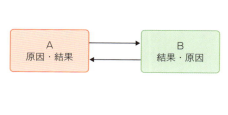
a　AとBの因果律

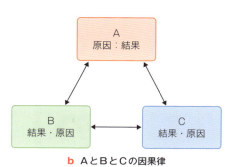
b　AとBとCの因果律

＊APA：American Psychological Association　＊IP：identified patient

の量を減らすといった変化が必要となる（形態発生）。つまり，ひたすら安定や変化を求め続けると形態維持と形態発生のバランスが崩れて家族システムに不具合が生じ，家族に何らかの問題が生じる可能性が高くなる。

家族療法の学派

家族療法に関する学派には以下のようなものがある。

■ 世代論的家族療法

Bowen（ボーエン）が体系化した家族システム論を理論背景におく家族療法である。ボーエンは，家族の精神力動に重点を置き，8つの連結した概念から家族をとらえようとした。世代論的家族療法では，家族システムの個別化と自立性に焦点を当て，**自己分化の達成**を目的とする。

■ 構造派

構造派はMinuchin（ミニューチン）による一派である。家族システム構造に最も重点を置く学派といえる。構造派は，家族システムにさらに内包する**サブシステム**を想定する。例えば，家族というシステムのなかには，夫婦関係，親子関係，兄弟関係などのサブシステムが存在し，そのサブシステムの集合体が家族システムとなる。構造派はサブシステム，家族システム，社会システムの相互作用における欠陥が家族の問題を生じさせると考えた。ミニューチンは，家族内の非機能

的状態を家族構成員の境界，提携，権力の状態に起因するとした。家族システムにおける境界とは，家族が相互交流する際に誰がどの程度参加するかを規定するものであり，機能的な家族では境界が明確となる。提携とは，家族構成員が目的のために結びつくことをいう。問題のある家族では母親または父親と子の極端な連合や母親または父親の孤立，夫婦断絶などが生じる。また，家族システム内でのヒエラルキーを権力といい，適切な家庭では親と子にヒエラルキーが存在し，機能障害がある家庭ではヒエラルキーの逆転が生じる。神経性やせ症の患者の家庭では家族ヒエラルキーの逆転がみられることが多い。構造派は，**交流の規則をめぐる家族システムを再構築する**こと，すなわち相互のかかわり方の選択の幅を広げ，家族の交流の現実をより柔軟なものにすることを目的に介入を行う[14]。構造派が用いる技法として，家族の交流を再現させる**エナクメント**，セラピストが家族とかかわり交流する**ジョイニング**などがある。

■ 戦略的家族療法

戦略的家族療法は，メンタルリサーチ研究所（MRI）で開発された家族療法である。戦略的家族療法においても問題や症状は個々のものではなく，家族などの一連の関係のなかで生じているという前提で円環的に考える。戦略的家族療法はHaley（ヘイリー）の理論に基づく問題解決志向の技法を用い，短期療法と催眠療法家であるErickson（エリクソン）の影響を大きく受けている。戦略的家族療法においては，**過去の出来事や原因に焦点を当てず，現在生じ維持されている問題や症状に焦点を向け，効果的かつ速やかな解決・改善を目指す**。戦略的家族療法では，まず解決可能な問題を特定し，その問題の解決につながる目標を設定する。その後介入計画の立案と介入の実施が行われ，成果が検証される。戦略的家族療法の特徴的な技

家族療法における治療者の役割　学習の要点

家族療法では家族を1つのシステムとしてとらえる。対象児・者も含めて家族の一人一人がそのシステムの構成要素となる。治療者の役割として，構成要素間の相互理解を支援すること，家族の状況を第3者としてモニタリングを行い，家族に正のフィードバックとして返していくことが重要である。

法として**逆説的介入**と**リフレーミング**がある。逆説的介入とは，不眠の患者に対して「眠ってはいけない」と指示するなど，改善と矛盾する内容を指示することをいう。患者が眠った場合は不眠が改善され，眠らなかった場合は睡眠の自己コントロールができたという達成感を得ることになり，いずれにせよ治療の進展が達成されることとなる。リフレーミングとは，物事の枠組みや視点を変え，別の見方をする思考のプロセスのことをいう。例えば，「父が母がどこにいるか逐一確認してくる」と父に対して家族が非難している場合は，「お父さんはお母さんをとても心配していて，あなたは心配でいっぱいなお父さんを気にかけているのですね」などと言い換えることができる。このようにリフレーミングを行うことにより，父の行動に対する家族の視点を変容し，父への反応も変容させることが可能となる。

■ ナラティブセラピー

　ナラティブセラピーとは，White（ホワイト）らにより考案された心理療法である。**ナラティブ**とは「物語」や「語り」といった意味をもち，患者や家族が自分達の物語を認識し，物語を通して問題を理解し変容を促すことを目的とする。ナラティブセラピーでは，患者が語るナラティブが患者のアイデンティティ・価値観・問題のとらえ方・他者との関係性などに影響を受けていると考え，ナラティブをより深く理解し，新しい視点や解釈を探求することを援助する。ナラティブセラピーでは問題を患者と切り離す，**問題の外在化**とよばれる技法を用いる。例えば，機嫌の悪い患者に対して「腹の虫の居所が悪かったのですね。腹の虫の居所をよくしていきましょう。」と患者自身と切り離して考えることにより，患者は問題を客観的にとらえることができ，柔軟な考え方ができるようになる。また，今までの自分のナラティブに対して新しい視点を加えたナラティブを構成することにより，過去から現在への意味付けをより適応的なものに変容させていくことができる。

専門分野へのリンク

家族へのナラティブなかかわり
　家族療法におけるナラティブなかかわりでは，対象者や家族という個人のナラティブを理解するとともに，家族を全体としてとらえ，家族としてのナラティブを理解して支援することが重要である。

2章 臨床心理学

まとめ

- クライエント中心療法では，面接者にどのような態度が求められるか説明せよ（☞p.123〜124）。 実習 試験
- 転移と逆転移にどのようなものがあるか例を挙げよ（☞p.127〜128）。 試験
- 遊戯療法は子どものどのような問題に適用できるか説明せよ（☞p.130）。 試験
- アクスラインの8原則について具体的に説明せよ（☞p.131〜132）。 実習 試験
- 認知療法とはどのような心理療法か説明せよ（☞p.133）。 実習 試験
- 行動療法とはどのような心理療法か説明せよ（☞p.134）。 実習 試験
- 認知行動療法とはどのような心理療法か説明せよ（☞p.136）。 実習 試験
- 三項随伴性について説明せよ（☞p.139）。 実習 試験
- オペラント条件づけについて説明せよ（☞p.139）。 実習 試験
- 集団療法と個人療法の違いについて説明せよ（☞p.143）。 実習 試験
- 集団療法はどのような場所で行われているか述べよ（☞p.143）。 実習
- IPについて説明せよ（☞p.147）。 試験
- 直線的因果律，円環的因果律について説明せよ（☞p.147）。 試験
- 家族療法はIPの問題をどのようにとらえているか説明せよ（☞p.147）。 実習 試験

【引用文献】

1) Rogers, C : The necessary and sufficient conditions of therapeutic personality change. Journal of Consulting Psychology, 21(2) : 95-103, 1957.
2) Menninger, K : Theory of Psychoanalytic Technique. Basic Books Inc.,1959.
3) Greenson, R : The Technique and Practice of Psychoanalysis. International Universities Press. 1967.
4) Malan, DH : Individual psychotherapy and the science of psychodynamics. Butterworths,1979.
5) Axline, V : Play therapy, Houghton-Mifflin,1947.
6) 坂野雄二：認知行動療法, 日本評論社, 1995.
7) 坂上貴之 ほか：行動分析-行動の科学的理解をめざして, 有斐閣アルマ, 2008.
8) Lindsley, OR : From technical jargon to plain English for application. Journal of Applied Behavior Analysis, 24(3) : 449-458, 1991.
9) Rosendahl J, et al. : Recent Developments in Group Psychotherapy Research. Am J Psychother, 74 (2) : 52-59, 2021.
10) Yalom, et al. : The theory and practice of group psychotherapy. Basic books, 2020.
11) 國分康孝ほか：構成的グループ・エンカウンターの原理と進め方　リーダーのためのガイド, 誠信書房, 2001.
12) 中島義明 ほか編：心理学辞典, 有斐閣, 1999.
13) SOCIETY OF CLINICAL PSYCHOLOGY(https://www.div12.org/)
14) 中島義明 編：現代心理学[理論]事典, 朝倉書店, 2001.

索引

あ

愛着 …………………………… 57
アイデンティティ ………………… 59
アクスラインの8原則 ………… 131
アリストテレス ………………… 3
アルゴリズム方略 ……………… 35
アルツハイマー病 ……………… 95
暗順応 …………………………… 11

い

育児語 …………………………… 56
維持 ……………………………… 22
意識 ……………………………… 80
意思決定 ………………………… 18
異常心理 ………………………… 80
一対比較法 ……………………… 40
イド ……………………………… 80
意味記憶 ……………… 26, 34, 62
意味的符号化 …………………… 24
因子分析 …………………… 44, 48
陰性転移 …………… 76, 81, 127
インテーク面接 ………………… 118
インフォームド・コンセント …… 78

う

ウィットマー …………………… 70
ウェーバーの法則 ……………… 4
ウェーバー・フェヒナーの法則
………………………………… 4, 10
ウェクスラー式記憶検査 … 107, 109
ウェルトハイマー ……………… 5
ウェルニッケ失語 ……………… 32
ウェルニッケ野 ………………… 32
内田クレペリン作業検査 ……… 114
うつ病 …………………………… 85
ヴント …………………………… 4, 70
運動性失語 ……………………… 31

え

鋭敏化 …………………………… 27

エカアン ………………………… 32
エクスポージャー ……………… 21
エス ……………………………… 80
エピソード記憶 …………… 26, 62
演繹的推論 ……………………… 35
エンカウンター・グループ …… 145
円環的因果律 …………………… 147
遠城寺式乳幼児分析的発達検査
………………………………… 105

お

応用行動分析 …………… 138, 142
奥行き知覚 ……………………… 14
オペラント条件づけ … 22, 72, 139
親子並行面接 …………………… 130

か

絵画統覚検査 …………………… 115
解釈 ……………………………… 128
階層構造 ………………………… 33
改訂版長谷川式簡易認知評価スケ
　ール …………………………… 109
概念 ……………………………… 33
角回 ……………………………… 32
拡散的思考 ……………………… 35
獲得 ……………………………… 22
下降系列 ………………………… 39
可視光線 ………………………… 11
家族療法 ………………………… 146
カテゴリー ……………………… 33
感覚 ……………………………… 9
感覚運動期 ……………………… 53
感覚記憶 ………………………… 24
感覚器官 ………………………… 9
感覚強度 ………………………… 9
間隔尺度 ………………………… 40
感覚遮断実験 …………………… 9
感覚登録器 ……………………… 24
感覚モダリティ ………………… 9
環境閾値説 ……………………… 51
観察者 …………………………… 7

観察法 …………………………… 7
干渉説 …………………………… 25
桿体細胞 ………………………… 11
関連度 …………………………… 46

き

記憶 ……………………………… 24
棄却域 …………………………… 48
危険率 …………………………… 47
基礎水準 ………………………… 33
帰納的推論 ……………………… 35
気分循環症 ……………………… 83
気分障害 ………………………… 83
帰無仮説 ………………………… 47
記銘 ……………………………… 24
逆転移 …………… 75, 81, 127
逆向干渉 ………………………… 25
嗅覚 ……………………………… 9
弓状束 …………………………… 32
教育分析 ………………………… 127
鏡映描写課題 …………………… 27
強化 ………………………… 23, 139
共感 ……………………………… 124
恐怖症 …………………………… 21
極限法 …………………………… 39
局所論 …………………………… 80
均衡化 …………………………… 53

く・け

具体的操作期 …………………… 53
クライエント中心療法 …… 72, 122
クリニカル・クエスチョン ……… 45
群化 ……………………………… 13
経験説 …………………………… 3
形式的操作期 …………………… 53
形態 ……………………………… 5
軽度認知障害 …………………… 94
系統的脱感作療法 ……………… 21
ゲシュタルト心理学 …………… 5
ゲシュタルト心理療法 ………… 72
血液型 …………………………… 2

血管性認知症 …………………… 96		死人テスト …………………… 138
月経前不快気分障害 …………… 85		自発的回復 …………………… 20
結晶性知能 …………………… 62	**さ**	自閉スペクトラム症 …………… 91
限局性学習症 ………………… 92	再テスト法 …………………… 43	社会心理学 …………………… 5
言語活動 ……………………… 31	サイコグラフ ………………… 66	社会的発達理論 ……………… 54
言語症 ………………………… 92	サイコドラマ ………………… 145	尺度水準 ……………………… 40
言語の障害 …………………… 31	作業記憶 ……………………… 25	弱化 …………………………… 23
言語発達障害 ………………… 31	作業検査法 …………………… 110	重回帰分析 …………………… 48
言語野 ………………………… 31	参加観察 ……………………… 7	就巣性 ………………………… 56
原始反射 ……………………… 57	参加観察法 …………………… 120	収束的思考 …………………… 35
	三項随伴性 …………………… 139	収束的妥当性 ………………… 44
こ	散布度 ………………………… 46	従属変数 …………………… 6, 38
語彙の爆発期 ………………… 30	サンプリング ………………… 46	集団療法 ……………………… 143
効果の法則 …………………… 22	サンプルサイズ ……………… 42	重篤気分調節症 ……………… 85
恒常法 ………………………… 40		自由連想法 …………………… 126
構成概念 ……………………… 41	**し**	主観的等価点 ………………… 39
構成概念妥当性 ……………… 44	シェイピング ………………… 22	守秘義務 ……………………… 75
構成主義心理学 ……………… 4	シェマ ………………………… 53	順位法 ………………………… 40
構造化面接 ……………… 7, 119	自我 …………………………… 80	馴化 …………………………… 27
構造論 ………………………… 80	視覚 …………………………… 9	順向干渉 ……………………… 25
行動化 ………………………… 128	自我状態 ……………………… 112	順序尺度 ……………………… 40
行動観察 ……………………… 119	時間見本法 ……………… 7, 121	純粋失読 ……………………… 13
行動形成 ……………………… 22	色覚 …………………………… 12	消去 ……………………… 20, 22
行動主義心理学 ……………… 4	刺激頂 ………………………… 39	上下法 ………………………… 40
行動随伴性 …………………… 23	自己一致 ……………………… 124	条件刺激 ……………………… 20
行動分析 ……………………… 142	思考 …………………………… 34	条件性情動反応 ……………… 20
行動変容 ……………………… 23	試行錯誤法 …………………… 35	条件反応 ……………………… 20
行動療法 ……………………… 134	自己実現傾向 ………………… 122	上昇系列 ……………………… 39
公認心理師 …………………… 72	自己実現欲求 ………………… 5	常同運動症 …………………… 93
構文 …………………………… 30	自己中心性 …………………… 54	小児失語症 …………………… 31
項目反応理論 ………………… 44	事象見本法 ……………… 7, 121	小脳性運動失調 ……………… 16
交絡変数 ……………………… 6	自然観察 ……………………… 7	剰余変数 ……………………… 6
コース立方体組み合わせテスト	自然観察法 …………………… 120	触覚 …………………………… 9
…………………………… 108	持続性うつ病 ………………… 85	初頭効果 ……………………… 25
心 ……………………………… 3	実験神経症 …………………… 21	親近性効果 …………………… 25
個人分析 ……………………… 127	実験的観察 …………………… 7	神経認知障害 ………………… 94
固着 …………………………… 125	実験法 ………………………… 6	心身二元論 …………………… 3
古典的条件づけ ……… 20, 72, 135	失語症 ………………………… 31	心的外傷後ストレス障害 ……… 21
古典的テスト理論 …………… 42	失書症 ………………………… 32	新版Ｋ式発達検査 …………… 104
	質的データ …………………… 45	信用失墜行為の禁止 ………… 74
	失読症 ………………………… 32	信頼関係 ……………………… 7
	質問紙法 ………………… 6, 110	

索引

信頼性 …………………………… 6, 42
信頼性係数 ……………………… 43
心理学 …………………………… 2
心理劇 …………………………… 145
心理測定尺度 …………………… 41
心理測定法 ……………………… 38
心理物理学 ……………………… 38
心理療法 ………………………… 122

す

遂行機能障害 …………………… 36
錐体細胞 ………………………… 11
推論 ……………………………… 35
スキーマ ………………………… 134
スキーマ処理 …………………… 24
スキナー ………………………… 22
スクワイア ……………………… 26
図地分化 ………………………… 13
スティーブンス ………………… 40
ストループ効果 ………………… 18

せ

生活年齢 ………………………… 106
成熟優位説 ……………………… 51
精神科診断面接マニュアル …… 119
精神年齢 ………………………… 106
精神物理学 ……………………… 4
精神分析 ………………………… 71
精神分析学 ……………………… 4
精神分析療法 …………………… 125
生得説 …………………………… 3
正の強化 …………………… 23, 140
正の弱化（罰）…………… 23, 140
絶対閾 ……………………… 10, 39
折半法 …………………………… 43
説明と同意 ……………………… 78
前意識 ……………………… 4, 80
宣言記憶 ………………………… 26
前言語的コミュニケーション …… 30
先行刺激 ………………………… 139
先行事象 ………………………… 139

全失語 …………………………… 32
前操作期 ………………………… 53
前注意処理 ……………………… 18
前頭側頭型認知症 ……………… 95
せん妄 …………………………… 94

そ

想起 ……………………………… 24
双極症 …………………………… 83
創造的思考 ……………………… 34
ソーシャルスキル・トレーニング
　…………………………………… 145
ソーンダイク …………………… 22
即時マッピング ………………… 30

た

退行 ……………………………… 125
体制化 …………………………… 24
代表値 …………………………… 46
タイムアウト …………………… 24
対立仮説 ………………………… 47
多重関係 ………………………… 75
多職種連携 ……………………… 76
妥当性 ……………………… 6, 42
田中ビネー知能検査 …………… 106
単回帰分析 ……………………… 48
単眼手がかり …………………… 15
短期記憶 ………………………… 24
短期貯蔵庫 ……………………… 24

ち

知覚 ……………………………… 12
知覚測定 ………………………… 38
知覚の恒常性 …………………… 16
知的障害 ………………………… 87
知的能力障害 …………………… 87
知的発達症 ……………………… 87
知能検査 ………………………… 106
知能指数 ………………………… 106
チャンキング …………………… 24
注意 ……………………………… 18

注意欠如多動症 ………………… 90
注意処理 ………………………… 18
聴覚 ……………………………… 9
長期記憶 ………………………… 24
長期貯蔵庫 ……………………… 24
調査法 …………………………… 6
超自我 …………………………… 80
調整法 …………………………… 39
調節 ……………………………… 53
丁度可知差異 …………………… 10
直線的因果律 …………………… 147
直面化 …………………………… 128

つ・て

津守式乳幼児精神発達診断検査
　…………………………………… 105
ティーデマン …………………… 7
抵抗 ……………………………… 128
データ解析 ……………………… 45
デカルト ………………………… 3
適刺激 …………………………… 9
テスト理論 ……………………… 41
手続き記憶 ……………………… 26
転移 ………………………… 75, 81, 127
伝導失語 ………………………… 32

と

投影法 …………………………… 110
同化 ……………………………… 53
統計的仮説検定 ………………… 46
洞察 ……………………………… 35
東大式エゴグラム ……………… 112
特異的言語発達障害 …………… 31
特性論 …………………………… 66
特徴統合理論 …………………… 18
独立変数 …………………… 6, 38
トライアル・アンド・エラー法 …… 35

な

内観法 …………………………… 4
内観療法 ………………………… 72

153

内容的妥当性 …………………… 44
ナラティブセラピー ……………… 149
喃語 ……………………………… 30

に・の

日本語版デンバー式発達スクリーニ
　ング検査 ……………………… 105
日本版ミラー幼児発達スクリーニン
　グ検査 ………………………… 105
人間性心理学 ………………… 5, 71
認知 ……………………………… 17
認知行動療法 …………………… 136
認知症 …………………………… 94
認知心理学 ……………………… 5
認知療法 ………………………… 133
ノンバーバルコミュニケーション
　………………………………… 29

は

パーソナリティ ………………… 64
パーソナリティ検査 …………… 110
パーソナリティ症 ……………… 97
パーソナリティ障害 …………… 97
バイアス ………………………… 43
曝露療法 ………………………… 21
罰 ………………………………… 139
初語 ……………………………… 30
発達 ……………………………… 51
発達検査 ………………………… 103
発達指数 ………………………… 104
発達障害 ………………………… 90
発達心理生物学的システム …… 52
発達性協調運動症 ……………… 93
発達性読み書き障害 …………… 31
発達段階 ………………………… 52
パブロフ ……………………… 20, 72
場面見本法 …………………… 7, 121
般化 ……………………………… 21
半構造化面接 ………………… 7, 118
反応コスト ……………………… 24

ひ

比較刺激 ……………………… 10, 39
非言語的コミュニケーション …… 29
非構造化面接 ………………… 7, 117
非参加観察 ……………………… 7
非参加観察法 …………………… 120
非宣言記憶 ……………………… 26
批判的思考 ……………………… 34
秘密保持義務 …………………… 75
ヒューリスティック方略 ……… 35
描画テスト ……………………… 115
標準化テスト …………………… 41
標準刺激 ……………………… 10, 39
評定尺度法 ……………………… 40
非連合学習 ……………………… 27

ふ

不安 ……………………………… 3
フェヒナー ……………………… 4
輻輳説 …………………………… 51
プシュケ ………………………… 3
不適刺激 ………………………… 9
負の強化 ……………………… 23, 140
負の弱化(罰) ………………… 23, 141
部分強化スケジュール ………… 23
プライミング …………………… 26
フラッディング法 ……………… 21
プラトン ………………………… 3
プレグナンツの法則 …………… 14
フロイト ……………………… 4, 80
ブローカ失語 …………………… 31
ブローカ野 ……………………… 32
プロトタイプ …………………… 33
プロフィール …………………… 104
分散分析 ………………………… 48
文章完成テスト ………………… 116
分析行動学 ……………………… 22
文法 ……………………………… 30
分離不安 ………………………… 58

へ

平衡感覚 ………………………… 12
平行テスト法 …………………… 43
ベーシック・エンカウンター・グル
　ープ …………………………… 122
ベンダー・ゲシュタルト・テスト
　………………………………… 114
弁別 ……………………………… 21
弁別閾 ………………………… 10, 39
弁別的妥当性 …………………… 44

ほ・ま

防衛機制 ………………………… 80
忘却 ……………………………… 25
保持 ……………………………… 24
マグニチュード推定法 ………… 40
マジカルナンバー7 …………… 24
マズロー ………………………… 5

み・む

味覚 ……………………………… 9
ミニメンタルステート検査 …… 109
ミュラー・リヤー ……………… 38
無意識 ………………………… 4, 80
無作為化 ………………………… 6
無条件刺激 ……………………… 20
無条件反応 ……………………… 20

め・も

明確化 …………………………… 128
明順応 …………………………… 11
面接法 ………………………… 7, 116
網膜 ……………………………… 11
モーズレイ性格検査 …………… 112
モラトリアム …………………… 60
森田療法 ………………………… 72
問題解決 ……………………… 18, 35

ゆ・よ

有意水準 ………………………… 47

索引

遊戯療法 ················· 130
陽性転移 ··········· 76, 81, 127
抑うつ ··················· 113
抑うつ症群 ················ 85
予測的妥当性 ·············· 44
欲求階層 ·················· 5

ら・り・る

ラポール ················ 7, 73
ランダム化比較試験 ·········· 48
離巣性 ··················· 56
リハーサル ················ 24
流動性知能 ················ 62
両眼視差 ·················· 15
両眼手がかり ·············· 14
量的データ ················ 45
臨床心理学 ············· 5, 70
臨床心理学的アセスメント ····· 103
類型論 ··················· 64

れ・ろ・わ

霊魂論 ···················· 3
レーヴン色彩マトリックステスト
················· 109
レビー小体型認知症 ·········· 96
連続強化スケジュール ········· 22
ロールシャッハ・テスト ········ 114
ロジャーズ ·················· 5
ワーキング・スルー ·········· 129
ワーキングメモリ ············ 25
ワーディング ··············· 42
ワトソン ···················· 4

A・C・D

Aristoteles ················ 3
chronic obstructive pulmonary
disease(COPD) ········· 27

clinical question(CQ) ········· 45
Descartes ················· 3
developmental quotient(DQ)
···················· 104

F・H・I

Fechner ··················· 4
Freud ················· 4, 80
Hasegawa dementia scale-
revised(HDS-R) ········· 109
Hécaen ··················· 32
intelligence quotient(IQ) ····· 106
item response theory(IRT) ··· 44

J・K・M

Japanese version of Miller
assessment for preschoolers
(JMAP) ··············· 105
just noticeable difference
(JND) ················· 10
Kaufman assessment battery
for children(KABC)Ⅱ ······ 107
KIDS乳幼児発達スケール ······· 105
Maslow ···················· 5
Maudsley personality inventory
(MPI) ················· 112
Mini-Mental State Examination
(MMSE) ········· 27, 32, 109
Montreal Cognitive
Assessment(MoCA) ········· 27

N・P・R

NEO five factor inventory(NEO-
FFI) ·················· 111
NEO personality inventory
revised(NEO-PI-R) ········· 111
Pavlov ················ 20, 72

PFスタディ ················ 115
Plato ····················· 3
point of subjective equality
(PSE) ················· 39
post traumatic stress disorder
(PTSD) ················· 21
psychology ················· 2
randomized controlled trial
(RCT) ················· 48
revision Japan edition Denver
style development screening
test(JDDST-R) ··········· 105
Rogers ···················· 5

S・T

Skinner ··················· 22
SOC理論 ··················· 64
specifi clanguage impairment
(SLI) ················· 31
Squire ··················· 26
Stevens ··················· 40
thematic apperception test
(TAT) ················· 115
Thorndike ················· 22
Tiedemann ·················· 7
Tokyo university egogram
(TEG) ················· 112
t検定 ··················· 48

W・Y

Watson ···················· 4
Weber ····················· 4
Wertheimer ················· 5
Witmer ··················· 70
Wundt ················· 4, 70
YG性格検査 ················ 112

155

Crosslink basic　リハビリテーションテキスト
心理学・臨床心理学

2024年10月1日　第1版第1刷発行

■編　集　　中川明仁　　なかがわ　あきのり

　　　　　　江越正次朗　えごし　しょうじろう

　　　　　　長谷川　裕　はせがわ　ゆたか

　　　　　　髙橋圭三　　たかはし　けいぞう

■発行者　　吉田富生

■発行所　　株式会社メジカルビュー社
　　　　　　〒162-0845 東京都新宿区市谷本村町2-30
　　　　　　電話　03(5228)2050(代表)
　　　　　　ホームページ　https://www.medicalview.co.jp

　　　　　　営業部　FAX　03(5228)2059
　　　　　　　　　　E-mail　eigyo@medicalview.co.jp

　　　　　　編集部　FAX　03(5228)2062
　　　　　　　　　　E-mail　ed@medicalview.co.jp

■印刷所　　シナノ印刷株式会社

ISBN 978-4-7583-2266-9　C3347

©MEDICAL VIEW, 2024.　Printed in Japan

・本書に掲載された著作物の複写・複製・転載・翻訳・データベースへの取り込みおよび送信
　(送信可能化権を含む)・上映・譲渡に関する許諾権は，(株)メジカルビュー社が保有してい
　ます.
・ JCOPY 〈出版者著作権管理機構 委託出版物〉
　本書の無断複製は著作権法上での例外を除き禁じられています. 複製される場合は，
　そのつど事前に， 出版者著作権管理機構(電話 03-5244-5088，FAX 03-5244-5089,
　e-mail：info@jcopy.or.jp)の許諾を得てください.

・本書をコピー，スキャン，デジタルデータ化するなどの複製を無許諾で行う行為は，著作
　権法上での限られた例外(「私的使用のための複製」など)を除き禁じられています. 大学,
　病院，企業などにおいて，研究活動，診察を含み業務上使用する目的で上記の行為を行う
　ことは私的使用には該当せず違法です. また私的使用のためであっても，代行業者等の第
　三者に依頼して上記の行為を行うことは違法となります.